O. Aniel Kumar
L. Mutyala Naidu

Atividade antibacteriana de algumas ervas daninhas: Estudo de Caso

O. Aniel Kumar
L. Mutyala Naidu

Atividade antibacteriana de algumas ervas daninhas: Estudo de Caso

ScienciaScripts

Imprint
Any brand names and product names mentioned in this book are subject to trademark, brand or patent protection and are trademarks or registered trademarks of their respective holders. The use of brand names, product names, common names, trade names, product descriptions etc. even without a particular marking in this work is in no way to be construed to mean that such names may be regarded as unrestricted in respect of trademark and brand protection legislation and could thus be used by anyone.

Cover image: www.ingimage.com

This book is a translation from the original published under ISBN 978-3-659-81037-4.

Publisher:
Sciencia Scripts
is a trademark of
Dodo Books Indian Ocean Ltd. and OmniScriptum S.R.L publishing group

120 High Road, East Finchley, London, N2 9ED, United Kingdom
Str. Armeneasca 28/1, office 1, Chisinau MD-2012, Republic of Moldova, Europe
Printed at: see last page
ISBN: 978-620-8-29098-6

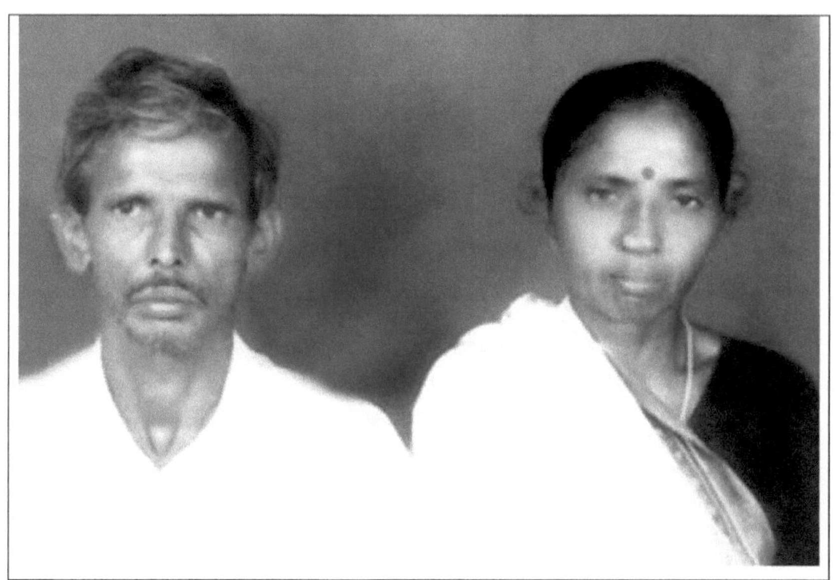

Dedicado aos meus queridos pais, Sri L. Appala Naidu e Smt. L. Appala Konda

AGRADECIMENTOS

O. Aniel Kumar, Chefe do Departamento de Botânica da Universidade de Andhra, pelos seus esforços incansáveis e pela sua orientação competente, que só me permitiram concluir o meu trabalho de investigação, de acordo com o calendário aprovado pela Universidade. O Prof. O. Aniel Kumar, Chefe do Departamento de Botânica da Universidade de Andhra, pelos seus esforços incansáveis e pela sua orientação competente, que só me permitiram concluir o meu trabalho de investigação, de acordo com o calendário aprovado pela Universidade.

M. Venkaiah, Departamento de Botânica, Universidade de Andhra, pela identificação das espécies vegetais e pela sua valiosa contribuição através de discussões críticas na preparação deste trabalho de tese.

Estou extremamente grato aos meus queridos colegas Subba Tata, Appa Rao, Rupavathi, Krishna Rao, Mallikarjuna, Jyothirmayee, Tarakeswara Naidu, Prakash Rao e Srinivas, que sempre que necessário se associaram a mim no âmbito deste trabalho.

Aproveito esta oportunidade para manifestar o meu apreço à minha querida família pelos seus inestimáveis sacrifícios. Nenhum dos esforços teria sido possível sem o encorajamento, a paciência e o apoio da tese que me inspirou e guiou, sem a qual a realização de uma tarefa desta natureza não teria sido alcançada.

Devo os meus agradecimentos especiais ao UGC-SAP, Departamento de Botânica, Universidade de Andhra por me ter concedido ajuda financeira para completar o meu trabalho de tese.

Finalmente, devo agradecer ao IMTECH, Chandigarh, por ter fornecido culturas bacterianas e fúngicas para a realização deste trabalho de investigação.

Por último, mas não menos importante, agradeço ao Centro de Documentação pela paciência na redação do manuscrito.

LISTA DE ABREVIATURAS

Cm	Centimeter
d	Days
DC	de Candolle
E	English Name
Fig	Figure
Fl&Fr	Flowering and fruiting
FBI	Flora of British India
FPM	Flora of Presidency of Madras
f	Filius
Kg	Kilogram
g	Gram
H	Hindi Name
h	Hours
L.	Linnaeus
m	Meter
mn	Minutes
ml	Milliliter
mm	Millimeter
PTGs	Primitive Tribal Groups
Km^2	Square Kilometer
VN	Vernacular Name
WHO	World Health Organization

ÍNDICE

CAPÍTULO 1

INTRODUÇÃO E REVISÃO DA LITERATURA

O homem sempre esteve rodeado por inúmeros microrganismos. Os organismos que produzem doenças estão sempre a tentar desenvolver resistência aos vários agentes antimicrobianos utilizados para o seu controlo. A emergência de resistência aos antimicrobianos convencionais é um problema sério que os médicos enfrentam. Este facto exige o desenvolvimento constante de novos agentes que possam inibir o crescimento ou matar os organismos resistentes. Por conseguinte, a quimioterapia das doenças infecciosas tem-se revelado uma luta contínua. Os cientistas estão sempre à procura de novos agentes antimicrobianos para fazer face a este problema. As plantas são uma fonte potencial de pesticidas, microbicidas e fármacos. (Balandrin et al, 1985). Centenas de espécies de plantas foram testadas quanto às suas propriedades antimicrobianas (Hayes, 1947; Fong et al, 1972; Dube et al, 1989). Os extractos de plantas que inibem os efeitos dos microrganismos patogénicos sem prejudicar o hospedeiro podem ter potencial como agentes terapêuticos. Até à data, foi realizado um trabalho meagra com ervas daninhas para esclarecer o seu potencial como agentes terapêuticos. Os efeitos de vários extractos de plantas na terapia de doenças encorajaram os trabalhadores a procurar os extractos de raízes, sementes, folhas, caules e cascas de muitas plantas com vista a aproveitar os seus constituintes para o tratamento de várias doenças (Dhenukar e Garkal, 1995).

As infestantes têm a sua própria identificação como os elementos mais agressivos, problemáticos e indesejáveis da vegetação (king, 1974). Causam grandes prejuízos às culturas agrícolas. No entanto, estas podem desempenhar um papel útil no bem-estar humano, como estimulantes, dermaticidas, biocidas, pesticidas, agentes antimicrobianos e possuindo uma vasta gama de propriedades como importantes metabolitos secundários, nomeadamente alcalóides, glicosídeos, cumarinas, esteróides, flavonóides, etc., que talvez ajudem a curar os alimentos humanos e também a atividade antimicrobiana contra os microrganismos patogénicos humanos.

Nos últimos anos, tem-se verificado um aumento da incidência de infecções bacterianas e fúngicas devido ao crescimento da população imunocomprometida, como os receptores de transplantes de órgãos, os doentes com cancro e VIH/SIDA. Este facto, associado à resistência aos antibióticos e aos níveis de toxicidade durante o tratamento prolongado com vários fármacos antimicrobianos (Giordani et al, 2001), parece inspirar os investigadores a prosseguir a investigação de novos fármacos para tratar as infecções microbianas oportunistas (Fostel e Lartey, 2000).

Assim, os estudos sobre plantas daninhas e medicinais de angiospérmicas quanto à sua eficácia no controlo da eliminação da atividade microbiana para as plantas/humanos são bastante escassos em comparação com os taxa cultivados. No entanto, a utilização de ervas daninhas e de outros grupos de plantas até agora não estudados parece ser uma área emergente para lançar alguma luz sobre a sua eficácia e a sua potencial utilização no controlo/cura de vários tipos de doenças.

A revisão da literatura indica que vários investigadores estudaram agentes antibacterianos num passado recente (Dhawan et al, 1977, Khanna et al, 1980) em Vinkarosea (Chile e Vyas, 1984). Cassia alata e Lawsonia alba (Pankaja lakshmi et al, 1993) folha de chá (Sagesaka et al, 1996).

O sumo de plântulas de Ipomea carnea mostrou propriedades fungistáticas (Dixit e Tripathi, 1975), larvicida (Achary et al, 1993) e foi relatada atividade antimicrobiana (Chowdary et al, 1997). Os extractos florais e foliares de Ipomea carnea apresentaram uma atividade de largo espetro (Jeevan et al, 2002).

Os extractos de clorofórmio, acetona, metanol e aquoso de toda a planta de Andrographis echoides inibem a atividade de sete estirpes de bactérias e três estirpes de fungos (Umadevi et al, 2004). Os andrografólidos foram isolados das partes aéreas de Andrographis paniculata, que é utilizada para a atividade anti-HIV e citotóxica (Reddy et al, 2005).

Alamgir et al, 2004 relataram que o extrato de água quente de ocimum sanctum mostrou atividade antimicrobiana contra alguns isolados bacterianos clínicos como E.coli, Staphylococcus aureus mas não mostrou atividade contra pseudomonas e Klebsiella.

Extractos de hexano, metanol e água da folha, caule e raízes de clitoria ternata contra bactérias Gram-positivas e Gram-negativas (Malbadi et al, 2005). Uma mistura de loliolida e paniculatadiol do extrato de folha de acetato de etilo de pterocarpus indicus por cromatografia em gel de sílica. A atividade antimicrobiana é moderada contra Candida albicans e baixa atividade contra Pseudomonos eruginosa, E coli, Aspergillus niger. Foi considerada inativa contra Staphylococcus aureus e Bacillus subtilis (Ragasa et al, 2005).

Sengupta et al, (2004) relataram que o extrato de três plantas, nomeadamente Mimosa pudica (Fabaceae) Nerium odoratum (Apocyanaceae) e Ocimum sanctum (Lamiaceae), foi testado contra bactérias e fungos

Mangathayaru et al, (2004), os extractos de éter dietílico e metanol de partes aéreas secas em pó de Artmesia sieversiana (Asteraceae) Origanum majorum (Lamiaceae), combustível de frutos de Musa paradisiaca (Musaceae) e casca do caule de Moringa Pterygosperma (Moringaceae) foram avaliados quanto à atividade antimicrobiana de Bacillus subtilis, E. coli, Staphylococcus aureus e candida albicans.

Venkatesan et al, (2005) estudaram a atividade antibacteriana dos extractos aquosos e de vários solventes (metanol, clorofórmio e hexano) das folhas de Suragada angustifolia (Euphorbiaceae) contra 12 bactérias patogénicas humanas. A casca seca do caule de Euphorbia poissoni foi extraída com éter dietílico, clorofórmio e metanol para a atividade antimicrobiana. Mohana Sundari et al, (2005) estudaram a atividade antibacteriana dos extractos de folhas de phyllanthus wightianus contra as bactérias patogénicas humanas i.e., E.coli, Bacillus subtilis, Proteus vulgaris e Salmonella typhi etc.

Na vasta literatura existente, apenas alguns relatórios estavam disponíveis sobre a atividade antibacteriana de plantas infestantes. Por conseguinte, o presente estudo foi realizado para investigar as actividades antibacterianas de extractos aquosos e metanólicos de dez plantas infestantes comuns e também para avaliar as zonas de inibição (índice de atividade) dos extractos, comparando-as com a zona de inibição produzida pelo padrão (Tetraciclina). Os resultados assim obtidos são resumidos nesta dissertação. As plantas como fonte de antibióticos

A bioquímica demonstrou que as plantas desenvolveram modificações menores ou maiores dos processos químicos para sobreviver aos ataques de organismos microbianos (Quadro 1). Estas incluem tanto barreiras físicas como químicas, ou seja, a presença ou acumulação de metabolitos antimicrobianos que desempenham funções não essenciais na planta, a maioria dos compostos secundários funcionam na defesa contra predadores e agentes patogénicos, como agentes alelopáticos ou atractivos na polinização e dispersão de sementes. Os principais fitoquímicos antimicrobianos úteis podem ser divididos em várias categorias (Rastogi e Mehrotra, 1993 e Cowan, 1999), como se descreve a seguir.

Fenólicos e polifenóis:

Os fitoquímicos bioactivos mais simples são constituídos por um único anel fenólico substituído. O ácido cinâmico e o ácido cafeico são grupos comuns de compostos derivados do fenilpropano (Fig. 1). As ervas comuns estragão e estragão e tomilho contêm ambas ácido cafeico, que é eficaz contra vírus (Wild, 1994), bactérias (Brantner et al., 1996 e Thomson, 1978) e fungos (Duke, 1985). O catecol e o pirogllol são fenóis hidroxilados, comprovadamente tóxicos para os microrganismos. O catecol tem dois grupos - OH e o piroglol tem três. Pensa-se que o(s) local(is) e o número de grupos hidroxilo no grupo fenol estão relacionados com a sua toxicidade relativa para os microrganismos, com provas de que o aumento da hidroxilação resulta num aumento da toxicidade (Geismann, 1963). Além disso, alguns autores concluíram que os fenóis mais altamente oxidados são mais inibitórios (Scalbert, 1991; Urs e Dunleavy, 1975). Os mecanismos que se pensa serem responsáveis pela toxicidade dos fenólicos para os microrganismos incluem a inibição das enzimas pelos compostos oxidados, possivelmente através da reação com grupos sulfidrilo ou através de interações mais não específicas com as proteínas (Mason e Wassermann, 1987).

Os compostos fenólicos que possuem uma cadeia lateral C3 com um nível de oxidação mais baixo e que não contêm oxigénio são classificados como óleos essenciais e também são frequentemente citados como antimicrobianos. O eugenol é um representante bem caracterizado encontrado no óleo de cravinho. O eugenol é considerado bacteriostático tanto contra fungos (Duke, 1985) como contra bactérias (Thomson, 1978).

Quininos:

As quininas são anéis aromáticos com duas substituições de cetona (Fig. 1). Estão omnipresentes na natureza e são carateristicamente altamente reactivos. Estes compostos, sendo coloridos, são responsáveis pela reação de escurecimento em frutos e vegetais cortados ou feridos e são um intermediário na via de síntese da melanina na pele humana (Schmidt, 1988). A sua presença na hena confere a este material as suas propriedades corantes (Fessenden e Fessender, 1982). A mudança entre difenol (ou hidroquinona) e dicetona (ou quinina) ocorre facilmente através de reacções de oxidação e redução. O potencial redox individual do par particular quinina-hidroquinona é muito importante em muitos sistemas biológicos; veja-se o papel da ubiquinona (coenzima Q) nos sistemas de transporte de electrões dos mamíferos. A vitamina K é uma naftoquinona complexa. A sua atividade anti-hemorrágica pode estar relacionada com a sua facilidade de oxidação nos tecidos corporais (Harris, 1963). Os aminoácidos hidroxilados podem ser transformados em quininas na presença de enzimas adequadas, como a polifenoloxidase.

Para além de fornecerem uma fonte de radicais livres estáveis, sabe-se que as quininas complexam de forma irreversível os aminoácidos nucleofílicos das proteínas (Stern, 1996), conduzindo frequentemente à inativação da proteína e à perda de função. Por esta razão, a gama potencial de efeitos antimicrobianos das quininas é grande. Os alvos prováveis na célula microbiana são as adesões expostas à superfície, os polipéptidos da parede celular e as enzimas ligadas à membrana. Os quininos podem também tornar os substratos indisponíveis para os microrganismos. Tal como acontece com todos os antimicrobianos derivados de plantas, os possíveis efeitos tóxicos das quininas devem ser cuidadosamente examinados.

Kazmi et al. (1994) descreveram uma antraquinona de Cassia italica, uma árvore paquistanesa, que era bacteriostática para Bacillus antthracis, Corynebacterium pseudodiphthericum e Pseudomonas aeruginosa e bactericida para Pseudomonas pseudomalliae. A hipericina, uma antraquinona da verruga de S. João (Hypericum perforatum), tem recebido ultimamente muita atenção na imprensa popular como antidepressivo. Duke referiu em 1985 que esta substância tinha propriedades antimicrobianas gerais.

Flavonas, flavonóides e flavonóis:

As flavonas são estruturas fenólicas que contêm um grupo carboxilo (por oposição aos dois carboxilos das quininas) (Fig. 1). A adição de um grupo 3-hidroxilo dá origem a um flavonol. Os flavonóides são também substâncias fenólicas hidroxiladas, mas apresentam-se como uma unidade C6-C3 ligada a um anel aromático. Uma vez que se sabe que são sintetizados pelas plantas em resposta a infecções microbianas (Dixon et al. 1983), não é de surpreender que tenham sido considerados substâncias antimicrobianas eficazes in vitro contra uma vasta gama de microrganismos. A sua atividade deve-se provavelmente à sua capacidade de se complexar com proteínas extracelulares e solúveis e de se complexar com as paredes celulares bacterianas. Os flavonóides mais lipofílicos podem também romper as membranas microbianas.

As catequinas, a forma mais reduzida da unidade C 3 nos compostos flavonóides, merecem uma menção especial. Estes flavonóides têm sido amplamente investigados devido à sua ocorrência nos chás verdes oolong. Foi notado há algum tempo que os chás exerciam atividade antimicrobiana (Toda et al. 1989) e que continham uma mistura de compostos de catequina. Estes compostos inibiram in vitro Vibrio cholerae (Borris, 1996), Streptococcus mutans (Batisa et al. 1994; Rotini et al. 1988), Shigella spp. (Vijaya, 1995) e outras bactérias e microrganismos.

Os compostos de flavonas apresentam efeitos inibitórios contra vários vírus. Numerosos estudos documentaram a eficácia de flavonóides como o swertifrancheside, a glicirrizina (do lixorice) e a crisina contra o vírus da imunodeficiência humana (VIH) (Critchfield et al. 1996). Apresentam um resumo das actividades e modos de ação da querectina, naringina, hesperetina e catequina em monocamadas de cultura celular in vitro. Enquanto a naringina não foi inibidora do Vírus Herpes Simplex (HSV) tipo 3 e do Vírus Sincicial Respiratório (RSV), os outros três flavonóides foram eficazes de várias formas. A hesperetina reduziu a replicação intracelular dos quatro vírus; a catequina inibiu a infecciosidade mas não a replicação intracelular do RSV e do HSV-1; e a quercetina foi universalmente eficaz na redução da infecciosidade. Propõe-se que pequenas diferenças estruturais na infecciosidade. Propõe-se que as pequenas diferenças estruturais nos compostos sejam determinantes para a sua atividade e salienta outra vantagem de muitos derivados de plantas, o seu baixo potencial tóxico. A dieta diária média ocidental contém aproximadamente 1g de flavonóides mistos; concentrações farmacologicamente activas não são susceptíveis de serem prejudiciais para os hospedeiros humanos.

Uma isoflavona encontrada numa leguminosa da África Ocidental, a alpinumisoflavona, previne a infeção esquistossomótica quando aplicada topicamente. A floretina, encontrada em certos serovares de maçãs, pode ter atividade contra uma variedade de microrganismos (Hunter, 1993). A galangina (3, 5, 7-tri-hidroxifloavona), proveniente da erva perene Helichrysum aureonitens. Parece ser um composto particularmente útil, pois demonstrou atividade contra uma vasta gama de bactérias Gram-positivas, bem como contra fungos e vírus, em particular o HSV-1 e o vírus coxsackie B tipo 1 (Meyer et al. 1997).

O delineamento do possível mecanismo de ação das flavonas e dos flavonóides é dificultado por resultados contraditórios. Os flavonóides sem grupos hidroxilo nos seus anéis p são mais activos contra os microrganismos do que os que possuem grupos -OH (Chabot et al., 1992), o que apoia a ideia de que o seu alvo microbiano é a membrana. Os compostos lipofílicos seriam mais susceptíveis de perturbar esta estrutura. No entanto, vários autores também encontraram o efeito oposto, ou seja, quanto mais hidroxilação, maior a atividade antimicrobiana (Sato et al. 1996). Esta última constatação reflecte o que é semelhante para os fenólicos simples. É seguro dizer que não existe uma previsibilidade clara do grau de hidroxilação e da toxicidade para os microrganismos.

Taninos:

Tanino é um nome descritivo geral para um grupo de substâncias fenólicas poliméricas capazes de curtir o couro ou precipitar a gelatina de uma solução, uma propriedade conhecida como adstringência. Os seus pesos moleculares variam entre 500 e 3000 (Hastam, 1996), e encontram-se em quase todas as partes das plantas: casca, madeira, folhas, frutos e raízes (Scalbert, 1991). Dividem-se em dois grupos: os taninos hidrolisáveis e os taninos condensados. Os taninos hidrolisáveis têm por base o ácido gálico, geralmente sob a forma de ésteres múltiplos com D-glucose, enquanto os taninos condensados, mais numerosos (frequentemente designados por proantocianidinas), derivam de monómeros de flavonóides (Fig. 1). Os taninos podem ser formados por condensações de derivados de flavanos que foram transportados para os tecidos lenhosos das plantas. Em alternativa, os taninos podem ser formados por polimerização de unidades de quinina. Este grupo de compostos tem recebido uma grande atenção nos últimos anos, uma vez que foi sugerido que o consumo de bebidas contendo taninos, especialmente chá verde e vinhos tintos, pode curar ou prevenir uma variedade de doenças (Serafini et al. 1994).

Muitas actividades fisiológicas humanas, como a estimulação de células fagocíticas, a atividade tumoral mediada pelo hospedeiro e uma vasta gama de acções anti-infecciosas, foram atribuídas aos taninos (Hastam, 1996). Uma das suas acções moleculares é a complexação com proteínas através das chamadas forças não específicas, como a ligação de hidrogénio e os efeitos hidrofóbicos, bem como pela formação de ligações covalentes (Hastam, 1996). Assim, o seu modo de ação antimicrobiana, tal como descrito na secção sobre as quininas, pode estar relacionado com a sua capacidade de inativar as adesões microbianas, as enzimas, as proteínas de transporte do envelope celular, etc. Há também provas da inativação direta de microrganismos a baixas concentrações de taninos e de modificações da morfologia dos tubos germinativos de Crinipellis perniciosa (Brownlee et al. 1990). Os taninos presentes nas plantas inibem o crescimento dos insectos (Schultz, 1988) e perturbam os processos digestivos nos animais ruminais (Butler, 1988).

Scalbert reviu as propriedades antimicrobianas dos taninos em 1991. Enumerou 33 estudos que tinham documentado as actividades inibitórias dos taninos até essa data. De acordo com estes estudos, os taninos podem ser tóxicos para fungos filamentosos, leveduras e bactérias, impedindo o crescimento e a atividade das proteases (Jones et al. 1994). Embora isto seja ainda especulativo, os taninos são considerados, pelo menos parcialmente, responsáveis pela atividade antibiótica dos extractos metanólicos da casca de Terminalia alata encontrados no Nepal (Taylor et al. 1996). Cumarinas:

As cumarinas são substâncias fenólicas constituídas por anéis de benzeno e alfafa pirona fundidos (Fig. 1). A sua fama deve-se principalmente às suas actividades antitrombótica, anti-inflamatória e vasodilatadora. A varfarina é uma cumarina particularmente conhecida, utilizada como anticoagulante oral e como rodenticida.

A cumarina tem sido utilizada para prevenir a recorrência de herpes labial causada pelo HSV-1 em seres humanos, mas foi considerada ineficaz contra a lepra. Os ácidos hidroxicinâmicos relacionados com as cumarinas parecem ser inibidores das bactérias Gram-positivas. Também as pitoalexinas, que são derivados hidroxilados das cumarinas, são produzidas nas cenouras em resposta a infecções fúngicas e pode presumir-se que têm atividade antifúngica (Hoult e Paya, 1996). Foi documentada uma atividade antimicrobiana geral nos extractos de woodruff (Galium odoratum). Em suma, os dados sobre as propriedades antibióticas específicas das cumarinas são escassos.

Terpenóides e óleos essenciais:

A fragrância das platinas é transportada na chamada Quinta essencial, ou fração de óleo essencial. Estes óleos são metabolitos secundários altamente enriquecidos em compostos baseados numa estrutura de isopreno. São chamados terpenos, a sua estrutura química geral é C10H16, e ocorrem como diterpenos, triterpenos e tetraterpenos (C20, C30 e C40), bem como hemiterpenos e sesquiterpenos. Quando os compostos contêm elementos adicionais, geralmente oxigénio, são denominados terpenóides.

Exemplos de terpenóides comuns são o metanol e a cânfora (monoterpenos) e o farnesol e a artemisina (sesquiterpenóides). A artemisina e o seu derivado arteerther, também conhecido pelo nome qinghaosu, são atualmente utilizados como antimaláricos. Em 1985, o comité diretor do grupo de trabalho científico da Organização Mundial de Saúde decidiu desenvolver este último medicamento como tratamento da malária cerebral.

Os terpenos ou terpenóides são activos contra micróbios (Scortichini e Pai Rossi, 1991). Em 1977, foi referido que 60% dos derivados de óleos essenciais examinados até à data eram inibidores de fungos, enquanto 30% inibiam as bactérias. O triterpenóide ácido betulínico é apenas um dos vários terpenóides que demonstraram inibir o VIH. O mecanismo de ação dos terpenos não é totalmente compreendido, mas especula-se que envolva a rutura da membrana pelos compostos lipofílicos. De acordo com Mendoza et al. (1997), o aumento da hidrofilicidade dos diterpenóides de kaureno através da adição de um grupo metilo reduziu drasticamente a sua atividade antimicrobiana. Os cientistas alimentares descobriram que os terpenóides presentes nos óleos essenciais das plantas são úteis no controlo da Listeria monocytogenes. Verificou-se que os óleos de manjericão, uma planta comercialmente disponível, eram tão eficazes como 125 ppm de cloro na desinfeção de folhas de alface (Wan et al. 1998).

A capsaicina, um constituinte terpenóide, tem uma vasta gama de actividades biológicas nos seres humanos, afectando os sistemas nervoso, cardiovascular e digestivo (Virus e Gebhat, 1979), além de ser utilizada como analgésico. As provas da sua atividade antimicrobiana são variadas. Recentemente, Cichewiez e Thorpe, 1996, descobriram que a capsacina pode aumentar o crescimento da Candida albicans, mas que inibe claramente várias bactérias em diferentes graus.

Alcalóides:

Os compostos heterocíclicos de azoto são designados por alcalóides. Os alcalóides da Cinchona, presentes na casca das espécies de Cinchona, têm como principal constituinte o quinino, conhecido desde 1630 pelas suas propriedades antimaláricas. O exemplo de alcaloide com utilidade médica foi a morfina, isolada em 1805 da papoila do ópio Papaver somniferum. A codeína e a heroína são ambos derivados da morfina. Os alcalóides diterpenóides, habitualmente isolados das plantas das ranunculáceas, têm geralmente propriedades antimicrobianas. A solamargina, um glicoalcalóide das bagas de Solanum khasianum, e outros alcalóides podem ser úteis contra a infeção pelo VIH, bem como contra infecções intestinais. Embora se tenha verificado que os alcalóides têm efeitos microbiocidas (incluindo contra espécies de Giardia e Entamoeba), o principal efeito antidiarreico deve-se provavelmente aos seus efeitos no tempo de trânsito no intestino delgado.

A berberina é um importante representante do grupo dos alcalóides (Fig.1.1). É potencialmente eficaz contra os tripanossomas e os plasmódios. O mecanismo de ação dos alcalóides planares altamente aromáticos, como a berberina e o harmane, é atribuído à sua capacidade de se intercalar com o ADN. Estes compostos oferecem proteção contra predadores, actuam como reguladores de crescimento, mantêm o equilíbrio icónico e possivelmente servem como produtos de excreção de azoto.

Tabela-1.0. Fármacos descobertos por Etanobotânicos.

Plant Source	**Drug**	**Medical Use**
Rauvolfia species	Ajmaline	Heart arrhythmia
Filipendula ulmaria	Aspirin	Analgesic, Anti-inflammatory
Atropa belladonna	Atropine	Pupil dilator
Styrax tonkinensis	Benzoin	Oral disinfectant
Camellia sinensis	Caffeine	Stimulant
Rhamnus purshiana	Cascara	Purgative
Erythroxylon coca	Cocaine	Ophthalmic anaesthetic
Papaver somnifera	Codeine	Analgesic, antitussive
Colchicium autumnale	Colchicine	Gout
Colchicium autumnale	Demecoline	Leukaemia, lymphomas
Rauvolfia canescens	Deserpidine	Antihypertensive
Melilotus officinalis	Dicoumarol	Antithrombotic

Digitalis purpurea	Digoxin	Atrial fibrillation
Digitalis purpurea	Digitoxin	Atrial fibrillation
Psychotria ipecacuanha	Ephedrine	Bronchodilator
Ephedra sinica	Ephedrine	Bronchodialor
Syzygium aromaticum	Eugenol	Toothache
Hanamelis Virginia	Gallotanins	Haemorrhoid suppository
Hyosxyamus niger	Hyoscamine	Anticholinegic
Psychotrial ipecacuanha	Ipecac	Emetic
Hyoscyamus niger	Ipratroprium	Bronchodilator
Papaver somniferum	Morphine	Analgesic
Papaver somniferum	Noscapine	Antitussive
Carica papaya	Papain	Attenuator of mucous
Papaver somniferum	Papaverine	Antispasmodic
Pilocarpus jaborandi	Pilocarpine	Glaucoma
Podophyllum peltatum	Podophyllotoxin	Condyloma acuminatum
Drimea maritima	Proscillaridin	Cardiac malfunction
Veratrum album	Protoveratrine	Antihypertensive
Ephedra sinica	Pseudo ephedrine	Rhinitis
Psoralea corylifolia	Psoralen	Vitilago
Cinchona pubescens	Quinine	Vitilago
Cinchona pubescens	Quinine	Cardiac malfunction
Rauvolfia serpentine	Rescinnamine	Antihypertensive
Rauvolfia serpentine	Reserpine	Antihypertensive
Cassia angustifolia	Sennosides A,B	Laxative
Datura stramonium	Scopolamine	Motion sickness

Strophanthus gratu	Strophanthin	Congestive heart failure
Podophyllum peltatum	Teniposide	Bladder neoplasms
Cannabis sativa	Tetrahydrocannibinol	Antiemetic
Camellia sinensis	Thephylline	Diuretic, antiasthmatic
Strychnos guianensis	Toxiferine	Relaxant in surgery
Catharanthus roseus	Vinblastine	Hodgkin's disease
Ammi majus	Xanthotoxin	Vitilago

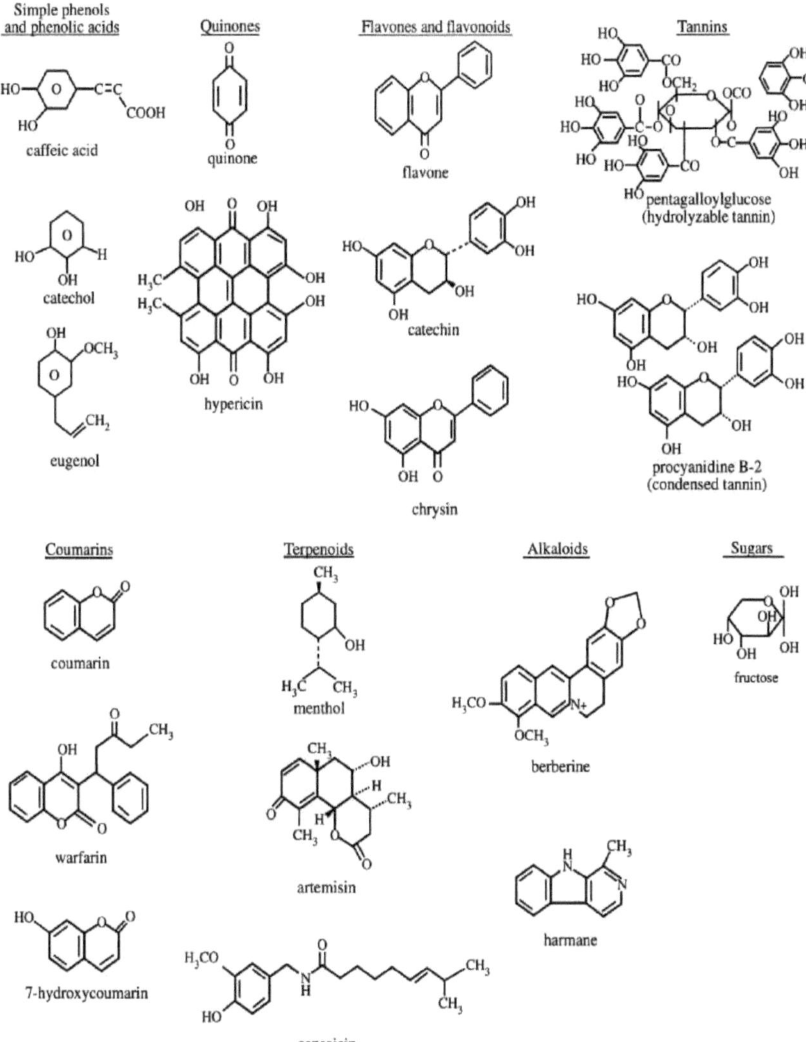

Fig. 1.1 Estrutura das substâncias químicas antimicrobianas comuns das plantas

CAPÍTULO 2

MATERIAIS E MÉTODOS

A: Recolha de materiais vegetais:

No total, foram recolhidos materiais vegetais de 10 taxa selvagens, representando sete famílias diversas, em sacos de polietileno esterilizados, em dois locais: no Campus da Universidade de Andhra, em Visakhapatnam, e em Sabbavaram e arredores (a 30 km de Vasakhapatnam). Os materiais vegetais assim recolhidos foram levados para o laboratório de investigação do Prof. O.Aniel kumar, departamento de botânica. Os nomes destes diversos taxa foram examinados criticamente e receberam nomes autenticados pelo curador do Herbário do departamento de Botânica da Universidade de Andhra. Os vários espécimes dos 10 taxa do presente estudo foram depositados no Herbário do departamento de Botânica da Universidade de Andhra. Os nomes destes taxa que foram utilizados na presente experiência, juntamente com os respectivos números de código, etc., constam do quadro I.

B: Preparação do extrato em pó:

Os materiais secos foram triturados em pó fino com a ajuda de um moinho misturador ou de um almofariz e pilão. Cerca de vinte gramas de material em pó, representando os taxa do presente estudo, foram armazenados separadamente em recipientes herméticos até à sua posterior utilização ou emprego em experiências.

C: Organismos de teste (estirpes bacterianas):

Todas as estirpes bacterianas foram obtidas no Instituto de Tecnologia Microbiana (IMTECH), Chandigarh, Índia e no Departamento de Microbiologia, Universidade de Andhra, Visakhapatnam. Estas culturas bacterianas foram conservadas em placas de ágar nutriente e foram preparadas em caldo nutriente e utilizadas para a sua atividade antibacteriana. Os microrganismos utilizados no presente estudo foram descritos em pormenor a seguir.

1. Bacillus subtilis (MTCC-B 2274)
2. Staphylococcus aureus (MTCC-B 1144)
3. Escherichia coli (MTCC- B 2401)
4. Klebsiella pneumoniae (MTCC-B 2405)
5. Proteus vulgaris (MTCC-B 1771)

D: Preparação da extração:

Dez gramas de material vegetal seco ao ar e em pó grosseiro de cada amostra foram extraídos exaustivamente durante 20 horas com metanol num aparelho de soxhlet. O extrato de metanol foi filtrado e evaporado sob pressão reduzida. O material vegetal extraído foi então seco ao ar, reembalado no soxhlet até ser extraído exaustivamente com metanol. O resíduo do metanol foi redissolvido ou suspenso em metanol e o volume final foi mantido no frigorífico até ser utilizado.

Simultaneamente, o extrato aquoso foi preparado adicionando 10 ml de água destilada fervida a uma amostra de 10 gramas de cada material vegetal em pó grosseiro num copo em banho-maria com agitação ocasional durante 4 horas. O extrato aquoso foi então filtrado e o filtrado foi imediatamente utilizado.

E: Teste de atividade antibacteriana:

O ágar nutriente foi dissolvido em água duplamente destilada e o P^H do meio foi ajustado para 7,0. O meio foi esterilizado numa autoclave a 121^0 C durante 20 minutos. Em seguida, o meio foi arrefecido. O meio foi inoculado com um ml da suspensão bacteriana padrão de reserva ($10 - 10^{89}$) e as unidades formadoras de colónias por ml foram cuidadosamente misturadas com 100 ml de ágar nutriente estéril, que foi mantido a 45^0 C num banho de água. 20 ml de alíquotas do ágar nutriente inoculado foram vertidos para uma placa de Petri estéril e secos ao ar para remover a humidade superficial. A espessura do meio de ágar foi mantida uniformemente em todas as placas de Petri. O ágar solidificou e, em cada uma destas placas, cortaram-se 3-4 poços (5 mm de diâmetro) com uma broca de cortiça esterilizada e retiraram-se os discos de ágar.

Foram colocados em cada poço 45pJ de diferentes extractos de plantas com solventes aquosos e metanólicos 1mg/ml, utilizando uma pipeta digital de volume ajustável Finn pipette. Da mesma forma, a solução de antibiótico padrão (tetraciclina) foi colocada em cada poço e a placa foi utilizada como controlo. Antes da incubação, as placas de Petri foram colocadas durante uma hora numa câmara fria (5^0 C) para permitir a difusão dos compostos do poço ou disco para o meio. As placas foram incubadas a 37^0 C durante 20-24 horas, após o que a zona de inibição ou de crescimento deprimido podia ser facilmente medida. Todas as experiências foram realizadas em cinco réplicas para cada extrato de planta. A inibição do crescimento bacteriano foi determinada através da medição da zona clara à volta de cada poço. O crescimento radial foi medido num intervalo de 24 horas utilizando um leitor de zonas antibióticas. Cada extrato foi testado em cinco réplicas para o cálculo do valor médio da zona de inibição.

O índice de atividade da zona de inibição foi calculado para cada extrato de planta para cada concentração, utilizando a seguinte fórmula

$$\text{Índice de atividade(A.I)} = \frac{\text{Zona de inibição da amostra}}{\text{Zona de inibição do}}$$

Os extractos aquosos e metanólicos das plantas analisadas mostraram atividade inibidora do crescimento contra cinco das bactérias testadas. As zonas de inibição dos extractos foram comparadas com a zona de inibição produzida pelos padrões (tetraciclina).

A análise estatística foi efectuada de acordo com o procedimento descrito por snedecor e cocharn (1967) e Kapur (1971).

CAPÍTULO 3

OBSERVAÇÕES

Foram recolhidos dez taxa de ervas daninhas no campus da Universidade de Andhra e em Sabbavaram, no distrito de Visakhapatnam. Uma breve descrição das plantas, da sua época de floração e frutificação, bem como da sua distribuição, propriedades medicinais, etc., é apresentada no quadro I. O nome da planta, o número de código, a família e a localização das plantas são apresentados no quadro II.

A: Descrição dos materiais vegetais e utilizações medicinais:

1. Zornea diphylla. span. (Família: Fabaceae)

Erva erecta ou decumbente ou que se espalha; hábito variável, folhas 2-foliadas, 3 cm de comprimento, sésseis, ovado-lencioladas, pecíolo com 1,5 cm de comprimento, estípulas com 1,0-1,3 cm de comprimento, produzidas abaixo do ponto de inserção, flores amarelo-creme, vagens articuladas 1-5 indeiscentes, achatadas, equinadas ou com cerdas, castanho-avermelhadas com 2,0-2,5 de comprimento (Fig. 1).

Floração: julho-novembro

Frutificação: outubro-janeiro

Distribuição: Erva daninha comum em terrenos baldios e campos cultivados

Utilizações: Utilizado como forragem.

2. Phaseolus trilobus. Ait (Família: Fabaceae)

Erva rasteira, folhas 3. Foliadas, geralmente mais curtas do que o pecíolo, com 3 lóbulos de forma variada, racemos com flores amarelas, vagens estreitas com 4-5 cm de comprimento (Fig.2).

Floração: junho-julho

Frutificação: outubro-dezembro

Nome local : Pilli Pesara

Distribuição: Ocorreu principalmente em campos cultivados

Utilizações: Utilizado como forragem, aumenta a fertilidade do solo devido à presença de nódulos radiculares fixadores de azoto.

3. Andrographis Paniculata. (Burn.f.) (Família: Acanthaceae)

Erva erecta e muito ramificada, glabra, folhas opostas linear-lancioladas discutidas, flor branca rosada, em panículas axilares, cápsula linear-ablonga, pontiaguda em ambas as extremidades, 2,5-3,0 cm de comprimento. Glabra, sementes 6-12 nos. por fruto (Fig.3).

Floração: dezembro-junho

Frutificação: agosto-novembro

Nome local : Nelavemu

Distribuição: Uma erva daninha ocorre como erva daninha na maioria dos locais de visakhapatnam

Utilizações: A planta inteira é um fabrífugo, tónico, anti-helmíntico, útil na debilidade, disenteria e dispepsia, a decocção/pó cura a febre, tosse, constipação, asma, iterícia, úlcera de estômago e antidiabético.

4. Ocimum sanctum. linn (Família: Lamiaceae)

Erva erecta, pubescente, folhas elíptico-ovais ou ablongamente serrilhadas de 3,2x1,5 cm, aromáticas, flor branco-rosada, agrupadas em espigas próximas e entrelaçadas (Fig.4).

Floração e frutificação: Durante todo o ano

Nome local: Manchi Tulasi

Distribuição: ocorre como erva daninha em todo o distrito de Visakhapatnam e é cultivada em complexos residenciais e templos como planta sagrada.

Utilizações: O sumo das folhas é útil na bronquite, e a planta é bem conhecida na Ayurveda como um remédio caseiro para as doenças das crianças e, por conseguinte, possivelmente a sua sanidade está ligada à sua utilidade

5. Euphorbia hirta. linn (Família: Euphorbiaceae)

Erva anual peluda, erecta a dicumbente, com 20-50 cm de comprimento, folhas elípticas ou ovais ou ablongas, serrilhadas, flores esverdeadas, cimosas, ciáticas. Machos ligeiramente exsertos, cápsulas trigonais, sementes esparsamente pubescentes, angulosas, pouco sulcadas (Fig. 5).

Floração e frutificação : Durante todo o ano

Nome local : Raddiveri nanubalu

Distribuição : Erva daninha comum em campos cultivados, terrenos baldios abertos e bermas de estradas.

Usos: A pasta da planta é aplicada em inchaços, furúnculos e hemorróidas, a decocção é administrada a pessoas que sofrem de bronquite, tosse, asma, vómitos, gonorreia e problemas de cólicas. As folhas têm propriedades anti-helmínticas que ajudam a curar a doença nas crianças.

6. Ipomea obscura. Ker-Gawl. (Família: Convolvulaceae)

Arbustos vilosos, perenes e geminados, folhas variáveis - triangulares - cordiformes, flores branco-creme ou amarelo-pálido com centro púrpura, em cimas axilares umbeladas. Fruto cápsula glabra, sementes brancas aveludadas, trepadeira em arbustos (Fig.6).

Floração e frutificação: Durante todo o ano

Distribuição: É uma erva daninha comum nos pântanos húmidos, cultivada em jardins e também restringida como sebe.

Utilizações: Possui propriedades medicinais e é utilizado como ferramenta no tratamento de doenças remáticas. O sumo das sementes tem propriedades fungistáticas. A planta inteira rejuvenesce o corpo, é diurética, afrodisíaca, diabética, uterotónica, causa esterilidade nas mulheres e hiperdispia.

7. Tridax procumbens. Linn. (Família: Asteraceae)

Herbácea perene, estrábica e procumbente, folhas ovado-elípticas, serrátil-dentadas a variadamente lobadas. Flores em cabeças heterogâmicas, solitárias, pedúnculos longos, flores amareladas, frutos cipselas, pappus branco, cerdas penugentas (Fig.7).

Floração e frutificação: Durante todo o ano

Nome local: Gaddi chamanthi

Distribuição: Uma erva daninha comum em terrenos baldios e campos cultivados, bermas de estradas e caminhos-de-ferro.

Utilizações: O sumo da folha é aplicado em cortes, feridas e furúnculos para parar a hemorragia e também é utilizado em doenças oculares.

8. Tephrosia hirta. Linn Pers (Família:Fabaceae)

Subarbusto anual, lenhoso, ereto, com 50-59 cm de comprimento, folhas glabras, inteiras, folíolos impari pinados, abovados, cuneados 8-12 cm, agudos ou mucronados, flor púrpura-clara, rosa ou rosada, racemos opostos, vagens com 4 cm de comprimento, glabras, acastanhadas na maturidade (Fig. 8).

Floração: junho-novembro

Frutificação: janeiro-junho

Nome local: Vempali

Distribuição: Erva comum, em terrenos baldios abertos, bermas de estradas, campos cultivados e regiões florestais.

Usos: Usado como anti-helméntico, laxante digestivo, diurético, anti-inflamatório, estíptico e antipirético. As raízes e as folhas são úteis em inflamações, doenças de pele, elefantíase, dores de estômago, asma, hemorróidas, iterícia, anemia, furúnculos, borbulhas e dores de dentes. As sementes são úteis no envenenamento de ratos.

9. Cardiospermum halicacabum. Linn (Família: Sapindaceae)

Trepadeira de gavinha com raiz perene, folhas bipinadas, pubescentes-glabras, folhas de 10-15 cm de comprimento deixam lóbulos pinados, grosseiramente dentados, acuminados, flor branca, cimeiras axilares, o par mais baixo de pedicelos desenvolve-se em gavinhas espirais, fruto cápsula inflada loculicida, 3 valvas, trigonos, asas em forma de lâmina (Fig.9).

Floração: julho-março

Frutificação: maio-julho

Nome local : Buddakakara

Distribuição : É um geminídeo comum em sebes, campos cultivados e terrenos baldios

Utilizações : As raízes são administradas em estrangúria, febre, lumbago, arterites, diurético, neuropatia, hidrocele, asma e cólicas.

10. Croton bonplandianus Linn. (Família: Euporbiaceae)

Arbusto rasteiro, folhas ovado-lanceoladas, serrilhadas, agudas, glandulares ou glabras ou cobertas de pêlos estrelados, 2,5-4,5 x 1,0-1,8 cm. Flores brancas, em racemos com cerca de 8 cm de comprimento, flor masculina superior fasciolada em axilas de ramos minúsculos, fêmeas solitárias na base do racemo, fruto com 3 ranhuras e ablongos, peludo estrelado.

Floração e frutificação: Durante todo o ano

Nome local: Errimirapa, Gali vana chettu

Distribuição: É uma erva daninha comum em terrenos baldios, bermas de estradas e campos cultivados.

B: Rastreio da atividade antibacteriana de (Zonas de inibição)

Extractos vegetais (metanol e água) de dez ervas daninhas de ocorrência comum, nomeadamente Zornea diphylla, Phaseolus trilobus, Andrographis paniculata. Ocimum sanctum, Euphorbia hirta, Ipomea obscura, Tridax procumbens, Tephrosia hirta, Cardiospermum halicacabum e Croton bonplandianus para os seus efeitos antibacterianos foram testados contra cinco bactérias selecionadas viz., Bacillus subtilis, *Staphylococcus aureus* (Gram - positivo), *Escherichia coli, Klebsiella pneumoniae* e *Proteus vulgaris* (Gram - negativo) através do método de difusão em Agar. Os valores médios das zonas de inibição (ZI) produzidas pelos extractos de plantas de cada um dos dez taxa do índice de atividade (IA) tanto em metanol como em água (aquoso) são apresentados nos quadros 2 a 9.

Os extractos metanólicos de plantas de *Zornea diphylla* foram testados contra cinco bactérias selecionadas (Figs. 11A, 14A, 17A, 20A e 23A). Os valores mais elevados do índice de inibição foram registados em *E.coli* (15,00 ± 0,49) e S. *aureus* (12,00 ± 0,40) e mais baixos nas outras três bactérias. Da mesma forma, os valores do índice de atividade também foram mais elevados em *E. coli* (1,33) e *S. aureus* (1,44). Estes valores foram superiores aos registados para a tetraciclina padrão 100 jig/ml (13mm, *E.coli;* 10mm, *S.aureus,)* onde a concentração de 200 jig/ml de tetraciclina produziu zonas de inibição superiores às obtidas para todas as bactérias exceto *E.coli* (15mm). Os valores de *E.coli* foram mais ou menos semelhantes aos obtidos pela tetraciclina padrão (300 jig/ml), enquanto os valores para outras bactérias possuem valores menores. As zonas de inibição de outras bactérias foram inferiores às da tetraciclina (400 jig/ml) (Tabelas 2 a 5).

De igual modo, os extractos aquosos do mesmo táxon foram testados contra as cinco bactérias e as zonas de inibição foram registadas em quatro bactérias, variando entre 912 mm. Exceto em Bacillus subtilis. (Tabelas 6 a 9; Figs. 26.A, 30.A, 34.A, 38.A, 42.A).

A comparação das zonas de inibição induzidas pelos extractos metanólico e aquoso para cada táxon contra as bactérias testadas e também entre as respectivas zonas de inibição produzidas pela tetraciclina padrão para diferentes concentrações (100, 200, 300 e 400 jxg/ml) mostrou diferenças significativas. Enquanto que foi observada uma diferença insignificante para o extrato aquoso isolado em Proteus vulgaris (Quadros 10 a

13).

Os extractos metanólico e aquoso de Phaseolus trilobus foram testados contra as cinco bactérias (Figs. 11.B, 14.B, 17.B, 20.B, 23.B, 26.B, 30.B, 34.B, 38.B e 42.B). Só foi encontrada uma zona de inibição significativa em Staphylococcus aureus, enquanto a resposta para as restantes bactérias foi nula (Tabelas 2 a 13).

Os extractos de plantas de Andrographis paniculata (metanol e água) foram testados em cinco bactérias. Foram obtidas zonas de inibição, mas os valores registados contra as cinco bactérias foram muito inferiores às zonas inibidas pela tetraciclina (Figs. 11.C, 14.C, 17.C, 20.C e 23.C) Onde os extractos de água do mesmo taxon testados contra bactérias mostraram zonas de inibição significativas em Klebsiella pneumoniae, Proteus vulgaris e Staphylococcus aureus e insignificantes em Bacillus subtilis e nenhuma resposta em E.coli (Tabelas 2 a 9; Figs. 26.C, 30.C, 34.C, 38.C e 42.C). Estas zonas de inibição registadas foram comparadas com as obtidas para diferentes concentrações de tetraciclina. O estudo mostrou diferenças significativas entre elas (Quadros 10 a 13).

Os efeitos dos extractos vegetais metanólicos de Ocimum sanctum foram testados contra cinco bactérias. Foram observadas zonas de inibição em todas as bactérias. Estas zonas de inibição foram comparadas com as zonas obtidas para diferentes concentrações de tetraciclina (100, 200, 300 e 400 jig/ml). Foram registados valores significativos contra todas as cinco bactérias (Quadros 2 a 5; Figs. 12.a, 15.a, 21.a, 24.a). Do mesmo modo, os extractos aquosos do mesmo táxon testados quanto à zona de inibição contra todas as bactérias mostraram uma zona de inibição significativa apenas em Proteus vulgaris, mas as zonas de inibição não são discerníveis para outras bactérias (Quadros 6 a 9 e 10 a 13; Figs. 27.B, 31.B, 35.A, 39.A, 43.A).

Os extractos metanólicos de Euphorbia hirta foram testados contra cinco bactérias de teste. Foram observadas zonas inibitórias em todas as bactérias. Estas zonas de inibição exibiram uma resposta significativa para todas as cinco bactérias em comparação com as observadas contra diferentes concentrações de tetraciclina (100, 200, 300 e 400 jxg/ml). (Tabelas 2 a 5; Figs. 12.B, 15.B, 21.B e 24.B). Do mesmo modo, os extractos aquosos do mesmo taxon foram testados contra as bactérias (Quadros 6 a 9). Valores significativos da zona de inibição pronunciados em todas as bactérias exceto em Bacillus subtilis (Tabelas 10 a 13; Figs. 27.B, 31.B, 35.B, 39.B e 43.B).

Os extractos vegetais metanólicos de Ipomea obscura foram testados contra cinco bactérias. Os extractos mostraram zonas de inibição. Estas zonas de inibição foram comparadas com as zonas testadas contra diferentes concentrações (100, 200, 300 e 400 jxg/ml) de tetraciclina padrão. Os dados revelaram diferenças significativas (Quadros 2 a 5; Figs. 12.C, 15.C, 21.C e 24.C). De forma semelhante, os extractos aquosos do mesmo táxon foram testados contra as cinco bactérias. Nenhuma das bactérias reagiu aos extractos de plantas. (Quadros 6 a 9; Figs. 27.C, 31.C, 35.C, 39.C e 43.C).

Os extractos metanólicos de plantas de Tridax procumbens foram testados contra cinco bactérias e produziram zonas de inibição que foram comparadas com as zonas obtidas testadas contra as diferentes concentrações de tetraciclina padrão. Foram detectadas diferenças significativas entre as zonas das bactérias e as das diferentes concentrações de tetraciclina (Quadros 2 a 5, 10 a 13; Figs. 13.A, 22.A e 25.A). Do mesmo modo, foram testados os extractos aquosos do mesmo táxon. Foram observadas zonas de inibição em todas as bactérias, exceto em Bacillus subtilis. Estas zonas de inibição foram significativas (Tabela 6 a 9, 10 a 13; Figs. 28.A, 36.A, 40.A e 44.A).

Os extractos vegetais metanólicos de Tephrosia hirta foram testados contra cinco bactérias. Foram observadas zonas de inibição em todas as cinco bactérias testadas (Quadros 2 a 5). Estas zonas foram comparadas com as obtidas quando testadas contra diferentes concentrações de tetraciclina padrão. Os dados revelaram diferenças significativas em quatro das bactérias, exceto na E.coli (Quadros 10 a 13; Figs. 16.B, 19.B, 22.B e 25.B). De igual modo, os extractos aquosos do mesmo táxon foram testados em cinco bactérias. Foram produzidas zonas de inibição em quatro bacéteres e o Bacillus subtilis não respondeu aos extractos de plantas. As zonas de inibição das bactérias testadas foram comparadas com as zonas testadas com tetraciclina, que mostraram diferenças significativas (Quadros 6 a 9, 10 a 13; Figs. 36.B, 40.B e 44.B).

Os extractos da planta Cardiospermum halicacabum com metanol foram testados contra cinco bactérias. As zonas de inibição foram discerníveis em E.coli, Klebsiella pneumoniae e Staphylococcus aureus e ausentes em bactérias Bacillus subtilis (Tabelas 2 a 5; Figs. 13.C, 22.C e 25.C). Estes valores de inibição foram comparados com as zonas obtidas testadas com diferentes concentrações de tetraciclina padrão (100, 200, 300 e 400 jig/ml). Os dados revelaram diferenças significativas (Quadros 10 a 13). Do mesmo modo, os extractos aquosos do mesmo táxon inibiram o crescimento da bactéria Klebsiella pneumoniae. As outras quatro bactérias não responderam aos extractos de plantas (Quadros 6 a 9, 10 a 13; Figs. 29.A, 33.A, 37.A, 41.A e 45.A).

Os extractos vegetais metanólicos de Croton banplandianus foram testados em cinco bactérias. Foram observadas zonas de inibição em todas as cinco bactérias. As zonas de inibição produzidas em diferentes concentrações de tetraciclina foram comparadas com as obtidas nas bactérias. O estudo revelou que a zona inibitória em Klebsiella pneumoniae e Proteus vulgaris era semelhante à obtida com a tetraciclina testada, enquanto as das outras bactérias eram diferentes (Quadros 2 a 5; 10 a 13; Figs. 13.D, 22.D e 25.D). Da mesma forma, os extractos aquosos deste táxon foram testados contra as cinco bactérias e foram observadas zonas inibitórias (Quadros 6 a 9; Figs. 29.B, 33.B, 37.B, 41.B e 45.B). Também foram observadas zonas inibitórias nos extractos de plantas testados com diferentes concentrações de tetraciclina. No entanto, as zonas inibitórias obtidas nos extractos metanólico e aquoso das cinco bactérias, quando comparadas com as obtidas a partir de diferentes concentrações de tetraciclina, mostraram diferenças significativas (Quadros 6 a 9 e 10 a 13). Os valores médios das zonas de inibição produzidas por diferentes concentrações de tetraciclina padrão (100, 200, 300 e 400 jxg/ml) contra cinco bactérias. E.coli (Figs. 46.A,B,C,D) Klebsiella pneumoniae (Figs. 47.A,B,C,D) Proteus Vulgaris (Figs. 48.A,B,C,D) (Gram-negativas). Bacillus subtilis (Figs. 49.A,B,C,D) e Staphylococcus aureus (Gram-positivo), (Figs. 50.A,B,C,D) são apresentados nos quadros 2 a 9.

CAPÍTULO 4

DISCUSSÃO

Na presente investigação, um estudo comparativo de extractos metanólicos e aquosos (aquosos) das dez plantas infestantes foi testado contra cinco bactérias selecionadas (tanto Gram-Positivas como Gram-Negativas) para determinar a sua resposta e estas foram comparadas com a resposta destes extractos à tetraciclina de várias dosagens.

Os extractos metanólicos de plantas de oito taxa viz., Zornea diphylla, Andrographis paniculata, Ocimum sanctum, Euphorbia hirta, Ipomea obscura, Tridax procumbens, Tephrosia hirta e Croton bonplandianus mostraram actividades antibacterianas mais elevadas (tanto Gram-Positivas como Gram-Negativas) em comparação com a sua resposta à tetraciclina padrão e a diferentes concentrações de tetraciclina. Estas actividades antibacterianas mais elevadas foram também comunicadas nos extractos vegetais metanólicos de piper betel (Burade et al, 2005), Vernonia adoensis, Courboria virgata e Khaya senegalensis (Elkatib et al, 2004) Ricinus communis (Chavan e wadkar, 2005) Tamarindus indica (Burade et al, 2005) e Phyllanthus wightianus (Mohan sundari et al, 2005) contra antibióticos padrão, embora a resposta e os níveis de actividades antibacterianas tenham variado consideravelmente. No entanto, as suas respostas a outras bactérias que não foram atualmente consideradas mostraram uma resposta negativa para alguns taxa. No entanto, os extractos vegetais metanólicos de Phaseolus trilobus, quando testados contra Staphylococcus aureus e Klebsiella pneumoniae, apresentaram efeitos inibitórios significativos, efeitos insignificantes contra E. coli e nenhuma resposta com outras bactérias utilizadas no presente estudo. O extrato metanólico da planta de Cardiospermum halicacabum testado contra bactérias viz., E.coli, Klebsiella pneumoniae e Staphylococcus aureus apresentou níveis mais elevados de atividade antibacteriana. Por outro lado, o extrato da planta deste táxon, quando testado contra as restantes duas bactérias, Proteus vulgaris e Bacillus subtilis, não apresentou qualquer resposta. No entanto, a resposta do extrato metanólico da planta deste táxon, quando testado contra diferentes concentrações de tetraciclina, mostrou níveis notavelmente mais elevados de actividades antibacterianas, ultrapassando os níveis registados para as três bactérias (Quadros 2 a 5). Assim, este resultado contrasta com os registados para os oito taxa já mencionados nas linhas anteriores.

Os extractos aquosos de taxa viz., Euphorbia hirta e Croton bonplandianus mostraram uma atividade antibacteriana significativa para todas as cinco bactérias, enquanto os extractos aquosos de Tridax Procumbens mostraram uma atividade antibacteriana potencial para quatro das cinco bactérias testadas, uma atividade antibacteriana tão elevada também foi relatada no extrato aquoso de planta de Lawsonia alba (Seema Bahadauria e Padma Kumar, 2004) e a resposta foi insignificante contra Bacillus substilis. No entanto, os extractos aquosos dos restantes sete taxa testados contra as bactérias do presente estudo mostraram, na sua maioria, uma atividade antibacteriana insignificante, embora os seus níveis para diferentes bactérias tenham variado.

CAPÍTULO 5

RESUMO

Os extractos metanólico e aquoso (planta inteira) de dez plantas infestantes comuns com propriedades medicinais foram analisados quanto à atividade antibacteriana contra cinco bactérias, nomeadamente, E.coli, Klebsiella pneumoniae, Proteus vulgaris (Gram-Negativa), Bacillus subtillis e Staphylococcus aureus (Gram-Positiva), utilizando o método de difusão em ágar. Os extractos metanólicos de Zornea diphylla, Andrographis paniculata, Ocimum sanctum, Euphorbia hirta, Ipomea obscura, Tridax procumbens, Tephrosia hirta e Croton bonplandianus apresentaram uma maior atividade antibacteriana contra as cinco bactérias testadas. Enquanto o extrato de Phaseolus trilobus apresentou atividade antibacteriana apenas contra Staphylococcus aureus e as outras bactérias não são susceptíveis. Enquanto o extrato de Cardiospermum halicacabum apresenta atividade antibacteriana contra três bactérias E.coli, Klebsiella pneumoniae e Staphylococcus aureus e outras duas bactérias não susceptíveis.

Os extractos aquosos (água) de dez plantas foram testados em cinco bactérias selecionadas. Entre os extractos de plantas de dez taxa, Euphorbia hirta, Tridax procumbens e Croton bonplandianus exibiram uma maior atividade antibacteriana contra elas, mas os extractos de plantas dos restantes sete taxa mostraram atividade antibacteriana apenas contra algumas bactérias, embora os seus níveis tenham variado. Diferentes concentrações (100, 200, 300 e 400 jig/ml) de tetraciclina foram testadas contra organismos padrão (bactérias) e os resultados foram comparados com a atividade dos extractos de plantas, tanto metanólicos como aquosos. Foram registadas diferenças significativas para os extractos metanólico e aquoso da maioria dos taxa do presente estudo. No entanto, foram registadas diferenças insignificantes para os extractos vegetais metanólicos de Phaseolus trilobus contra E.coli e Klebsiella pneumoniae e para os extractos metanólicos de Tephrosia hirta contra E.coli. Os extractos aquosos de Andrographis paniculata, Euphorbia hirta e Tephrosia hirta mostraram uma atividade antibacteriana insignificante contra Bacillus subtilis.

Na presente investigação, verificou-se que os extractos metanólicos de plantas de dez taxa exibiram níveis mais elevados de atividade antibacteriana (zona de inibição) contra cinco bactérias selecionadas em comparação com os extractos aquosos dos mesmos taxa. Além disso, a atividade antibacteriana dos extractos metanólicos testados contra as cinco bactérias (Gram-Positivas e Gram-Negativas) na maioria dos taxa mostrou níveis mais elevados de atividade antibacteriana em comparação com os testados contra as diferentes concentrações de tetraciclina.

CAPÍTULO 6

REFERÊNCIAS

Achray, P.N.P., Subudhi, S. e C.C. Das 1993. Avaliação laboratorial do extrato de folhas de Ipomea no casal da população de Qulex quinque fasciatus. Environ. Ecol. 11(3) : 519-522.

Agarwal, R.K. e R.K. Upadhyay 1979. Atividade antimicrobiana de complexos metálicos preparados a partir de proteínas de folhas de Ipomea carnea Jacq. Ind. Drug. Pharma., 14(2): 23-33.

Ajali, U., Okide, G.B e B.K.C. Chukwurah 2002. Atividade antibacteriana de extractos de Euphorbia poissoni pax. Indian Jour. Of Pharmaceutical Sci. 64(5) : 477-480.

Alamgir, M., Khan M. T.H., Jabbar, S., Shahviar, M. e M.S.K. Choudhuri 2003. Estudos de bioatividade do extrato aquoso de Ocimum sanctum Linn. (Labiateas). Hamdand Medicus, 46(3): 34-37.

Balandrin, M.F., Klocke JA, Wortele E.S. e W.H. Bollinger 1985. Natural Plant chemicals sources of Industrial and medicinal material. Science. 228: 1154-1160.

Burade, K.B., Chopade, A.R., Mhasde M.S. e R.S. Nalawadi 2005. Atividade antibacteriana do extrato de folhas de piper betel. J. Micro. World. 7(2) : 294-296.

Burade, K.B., Chopade, A.R., Mhasde, M.S., Salunkha, V.R. e D.T. Gaikawad 2005. Avaliação das actividades antimicrobianas das folhas de Tamarindus indica. J. Microb. World. 7(2) : 297-299.

Chavan, V.P. e K.A. Wadkar 2005. Atividade antibacteriana do extrato de folhas de Ricinus communis. J. Microb. World. 7(2) : 258-262.

Chile, S.K. e K.M. Vyas, 1984. Eficácia dos extractos de Vinka rosea contra a protease de estirpes patogénicas humanas de T. rubrum Sab. Hindustan antibiotics. Bull. 26: 114-116.

Chowdhary, A.K.A., Ali, M.S. e M.O.F. Khan 1997. Atividade antimicrobiana do extrato de Ipomea fistules. Fitoterapias. 68(4) : 379-380.

Dhenukar, S.A. e P. Garkal 1995. Desenvolvimento de produtos à base de plantas como agente terapêutico. Chem. Weekly. 6: 114-118.

Dhwan, B.N., Patnaik, G.K., Rastogi, R.P., Singh, K.K. e J.S. Tondon, 1977. Triagem de plantas indianas para atividade biológica. Parte VI. Indian J. Expl. Biol. 15: 220-

228.

Dixit, S.N. e S.C. Tripathi 1975. Propriedades fungistáticas de alguns extractos de plântulas. Curr. Sci. 44 : 279-286.

Dube, S. Upadyay, P.D. e S.C. Tripathi 1989. Atividade antifúngica, físico-química e repelente de insectos do óleo essencial de Ocimum basilicum. Can. J. Bot. 67: 2085-2087.

Elkatib, M.G.E., Ahmed Abdallah, N., Salem, K.A., Rahmana Nouralsham, A., Aisha Zoheir, A. e M.E.A. Omer 2004. Atividade antimicrobiana in-vitro de Vernonia adoensis, Courboria virgata e Khaya sinegalensis J. Medicinal and Aromatic plant Sci. 26: 734-739.

Fong H.H.S., Farnsworth, N.R., Henery, L.K., Svoboda G.H e M.J. Yates 1972. Avaliação biológica e fitoquímica de plantas. Resultados de testes de um terço de duzentos acessos. Lloydia. 35: 35-48.

Fostel, J. e P. Lartey 2000. Novos agentes antifúngicos emergentes. Drug Discovery Today. 5: 25-32.

Giordani, R. et al., 2001. Aumento da atividade antifúngica do cetoconazol pelo látex de Euphorbia characias contra Candida albicans J. Ethanopharmacology. 78: 1-5.

Hayes, L.E. 1947. Pesquisa de plantas superiores para a presença de substâncias antibacterianas. Bot. Gaz. 108: 408-414.

Jeevan Jyothi, P., Bhavesh kumar, Sanjay Gupta, e N.C. Sharma, 2002. Atividade antimicrobiana da erva daninha comum Ipomea carnea Jacq. Jour. Ind. Bot. Soc. 81: 317-321.

Kapur, S.K. 1971. Elements of Practical statistics Oxford and IBH Publishing co. Kolkatta, Índia.

Kavanagh, F. 1972. Analytical Microbiology. F. Kavanagh (Ed.) Vol. II. Academic Press, Nova Iorque e Londres. pp. 11.

Khanna, P., Sharma, O.P., Sehgal, M., Bhargava, C., Jain, M., Goswami, A., Singhvi, S., Gupta, U., Agarwal, R., Sharma, P. e S.C. Jain 1980. Princípios antimicrobianos de culturas de tecidos de algumas espécies de plantas. Indian J. Pharma. Sci. 42 : 113-117.

King, L.H. 1974. Weed of the world biology and control. Wiley Eastern Private Ltd. New

Delhi. 1-526.

Malabadi, R.B., Mulgund, G.S. e K. Nataraja 2005. Triagem da atividade antibacteriana nos extractos de Clitoria ternate. Jour. Medical and Aromatic Plant Sci. 27(1): 26-29.

Mangathayaru, K., Umashankar, G., Muralitharan, G., Cordairayen, E. e J. Vasantha 2004. Atividade antimicrobiana de algumas plantas indígenas. Indian. Jour. Pharmaceutical Sci. 66(1): 123-125.

Mohana Sundari, C., Nata Rajan, D., Srinivasan, K., Anbuganapathi, G., Gowri shankar, J. e G. Perumal. 2005. Eficácia antibacteriana de extractos de folhas de Phyllanthus wightianus. Mull. Arg. J. Phytol. Res. 18(2) : 171-173.

Pankaja lakshmi Venugopal, V., Taralakshmi, V., Venugopal, V. e E.S. Ramakrishna. 1993. Suscetibilidade in-vitro de dermatófitos a extractos aquosos de Cassia alata e Lawsonia alba. Indian J. Medical Microbiol. 2: 61-65.

Patil, M.R. e B.B. Ghode Rao 1997. Avaliação de algumas plantas medicinais e aromáticas contra a infeção da praga bacteriana do algodão. P.K.V. Ras. 21(2) : 21-29.

Ragasa, C.Y., De Luna, R.D. e J.G. Hofilena 2005. Terpenóides antimicrobianos de Pterocorpus indicus. Investigação de Produtos Naturais. 19(4) : 305-309.

Reddy, V.L.N., Reddy, S.M., Ravikanth, V., Krishnaiah, P., Goud, T.V., Rao, T.P., Siva Ram, T., Gonnade, R.G. Bhadbhade, M. e Y. Venkateswarlu 2005. Um novo éter bis-andrographolide de Andrographis paniculata Nees. e avaliação da atividade anti-HIV. Natural product Res. 19(3): 223-230.

Sagesaka, Y.M., Uemura, Suzuki, T., Suginva, Y., Yoshida, T., Yamaguchi, M. e K. Kyuki 1996. Ação antimicrobiana e anti-inflamatória da saponina do chá. Yakugoku Zasshi 116: 238-243.

Seema Bahadauria e Padma Kumar. 2004. Atividade antibacteriana de alguns extractos de Lawsonia contra quatro bactérias patogénicas. J.Phytol. Res. 17(2): 191-193.

Sen Gupta, S., Ghosh, S.N., Ghosh, S.B e A.K.Das 2004. Bioeficácia de alguns extractos de plantas contra microorganismos. J.Mycopathological. Res. 42(1): 31-34.

Singha, P.K., Roy.S. e S.Dey 2003. Atividade antimicrobiana de Andrographis Paniculata. Filoterapia. 74(7-8): 692-694.

Snedecor, G.W e W.G Cocharn 1967. Métodos estatísticos. Iowa state. Univ. Press, Ames,

Iowa, U.S.A.

Uma Devi, S., Mohanta, G.P., Chelladurai, V., Manha, V. e R. Manavalan. 2003. Atividade antibacteriana e antifúngica de Andrographis echiodes. Jour. Natural Remedies. 3(2): 185-188.

Venkatesan, M., Viswanathan, M.B., Ramesh.N. e P.Laksmana Perumal- swamy. 2005. Potencial antibacteriano da Suregada angustifolia indiana. Jour. Ethanopharmacology. 99(3): 349-352.

Quadro I: Pormenores do material vegetal utilizado nos bioensaios

S. No.	Name of the Plant	Code	Family	Collected by	Place of the collection
01	*Zornea diphylla*	1	Fabaceae	L.M.Naidu	Sabbavaram
02	*Phaseolus trilobus*	2	Fabaceae	L.M.Naidu	Subbavaram
03	*Andrographis paniculata*	3	Acanthaceae	Prof. O.Aniel Kumar	Andhra University Campus
04	*Ocimum sanctum*	4	Lamiaceae	L.M.Naidu	Sabbavaram
05	*Euphorbia hirta*	5	Euphorbiaceae	Prof. O.Aniel Kumar	Andhra University Campus
06	*Ipomea obscura*	6	Convolvulaceae	L.M.Naidu	Subbavaram
07	*Tridax procumbens*	7	Asteraceae	Prof. O.Aniel Kumar	Andhra University Campus
08	*Tephrosia hirt*	8	Fabaceae	Prof. O.Aniel Kumar & L.M.Naidu	Sabbavaram and Andhra University Campus
09	*Cardiospermum halicacabum*	9	Sapindaceae	Prof. O.Aniel Kumar	Andhra University Campus
10	*Croton bonplandianus*	10	Euphorbiaceae	Prof. O.Aniel Kumar	Andhra University Campus

Tabela-2: Zona de inibição e índice de atividade (I.A.) para o extrato metanólico de plantas de algumas ervas daninhas contra bactérias Gram-negativas e Gram-positivas em comparação com a tetraciclina padrão.

	E.coli		*K.pneumoniae*		*P.vulgaris*		*B.subtilis*		*S.aureus*	
	I.Z.e	A.I.	I.Z.e	A.I.	I.Z.e	A.I.	I.Z.e	A.I.	I.Z.e	A.I.
Zornea diphylla	15±.49	1.33	10±.40	0.59	11±.50	0.84	13±.28	1.00	12±.40	1.44
Phaseolus trilobus	+	+	+	+	--	--	--	--	9±.36	0.81
A. paniculata	11±.63	0.71	9±.40	0.47	9±.49	0.56	10±.40	0.59	9±.40	0.81
Ocimum sanctum	12±.49	0.85	9±.45	0.47	10±.49	0.69	13±.40	1.00	13±.63	1.69
Euphorbia hirta	14±.45	1.15	10±.28	0.59	11±.63	0.84	15±.63	1.33	12±.27	1.44
Ipomea obscura	11±.59	0.71	10±.49	0.59	10±.00	1.36	9±.49	0.47	9±.36	0.81
Tridax procumbens	9±.49	0.47	10±.28	0.59	10±.40	0.69	10±.54	0.59	11±.49	1.21
Tephrosia hirta	+	+	11±.49	0.71	14±.50	1.36	12±.63	0.85	11±.63	1.21
Cardispermum halicacabum	9±.28	0.47	11±.54	0.71	--	--	--	--	10±.36	1.00
Croton bonplandianus	10±.63	0.59	12±.63	0.85	12±.40	1.00	11±.63	0.71	10±.49	1.00

*Média de cinco réplicas, I.Z.- Zona de inibição, A.I.-Índice de atividade, -: Sem zona, '+' Inibição mas insignificante
Zona de inibição do padrão (Tetraciclina 100µg\ml) contra *E. coli* =13mm.
Zona de inibição do padrão (Tetraciclina 100µg\ml) contra *K. pneumoniae* =13mm.
Zona de inibição do padrão (Tetraciclina 100µg\ml) contra *P.vulgaris* =12mm.
Zona de inibição do padrão (Tetraciclina 100µg\ml) contra *B. subtilis* =13mm.
Zona de inibição do padrão (Tetraciclina 100µg\ml) contra *S.aureus* =10mm.

Tabela-3: Zona de inibição e índice de atividade (I.A.) para o extrato metanólico de plantas de algumas ervas daninhas contra bactérias Gram-negativas e Gram-positivas em comparação com a tetraciclina padrão.

	E.coli		*K.pneumoniae*		*P.vulgaris*		*B.subtilis*		*S.aureus*	
	I.Z.e	A.I.	I.Z.e	A.I.	I.Z.e	A.I.	I.Z.e	A.I.	I.Z.e	A.I.
Zornea diphylla	15±.49	1.14	10±.40	0.44	11±.50	0.61	13±.28	0.75	12±.40	1.00
Phaseolus trilobus	+	+	+	+	--	--	--	--	9±.36	0.56
A. paniculata	11±.63	0.63	9±.40	0.36	9±.49	0.41	10±.40	0.44	9±.40	0.56
Ocimum sanctum	12±.49	0.73	9±.45	0.36	10±.49	0.51	13±.40	0.36	13±.63	1.17
Euphorbia hirta	14±.45	1.00	10±.28	0.44	11±.63	0.61	15±.63	1.00	12±.27	1.00
Ipomea obscura	11±.59	0.61	10±.49	0.44	10±.00	0.51	9±.49	0.64	9±.36	0.56
Tridax procumbens	9±.49	0.41	10±.28	044	10±.40	0.51	10±.54	0.44	11±.49	0.84
Tephrosia hirta	+	+	11±.49	0.53	14±.50	1.00	12±.63	0.64	11±.63	0.84
C. halicacabum	9±.28	0.41	11±.54	0.53	--	--	--	--	10±.36	0.69
Croton bonplandianus	10±.63	0.51	12±.63	0.64	12±.40	0.73	11±.63	0.53	10±.49	0.69

*Média de cinco réplicas. I.Z.- Zona de inibição, A.I.-Índice de atividade, -: Sem zona, '+' Inibição mas insignificante.
Zona de inibição do padrão (Tetraciclina 200μg\ml) contra *E. coli* =14mm.
Zona de inibição do padrão (Tetraciclina 200μg\ml) contra *K. pneumoniae* = 15mm.
Zona de inibição do padrão (Tetraciclina 200μg\ml) contra *P. vulgaris* = 14mm.
Zona de inibição do padrão (Tetraciclina 200μg\ml) contra *B. subtilis* =15mm.
Zona de inibição do padrão (Tetraciclina 200μg\ml) contra *S.aureus* =12mm

Tabela-4: Zona de inibição e índice de atividade (I.A.) para o extrato metanólico de plantas de algumas ervas daninhas contra bactérias Gram-negativas e Gram-positivas em comparação com a tetraciclina padrão.

	E.coli		*K.pneumoniae*		*P.vulgaris*		*B.subtilis*		*S.aureus*	
	I.Z.e	A.I.	I.Z.e	A.I.	I.Z.e	A.I.	I.Z.e	A.I.	I.Z.e	A.I.
Zornea diphylla	15±.49	1.00	10±.40	0.30	11±.50	0.47	13±.28	0.58	12±.40	0.64
Phaseolus trilobus	+	+	+	+	--	--	--	--	9±.36	0.36
Andrographis paniculata	11±.63	0.53	9±.40	0.25	9±.49	0.31	10±.40	0.34	9±.40	0.36
Ocimum sanctum	12±.49	0.64	9±.45	0.25	10±.49	0.39	13±.40	0.58	13±.63	0.75
Euphorbia hirta	14±.45	0.87	10±.28	0.30	11±.63	0.47	15±.63	0.77	12±.27	0.64
Ipomea obscura	11±.59	0.53	10±.49	0.30	10±.00	0.39	9±.49	0.28	9±.36	0.36
Tridax procumbens	9±.49	0.36	10±.28	0.30	10±.40	0.39	10±.54	0.34	11±.49	0.53
Tephrosia hirta	+	+	11±.49	0.37	14±.50	0.76	12±.63	0.49	11±.63	0.53
Cardispermum halicacabum	9±.28	0.36	11±.54	0.37	--	--	--	--	10±.36	0.44
Croton bonplandianus	10±.63	0.44	12±.63	0.44	12±.40	0.56	11±.63	0.41	10±.49	0.44

*Média de cinco réplicas. I.Z.- Zona de inibição, A.I.-Índice de atividade, -: Sem zona, '+' Inibição mas insignificante
Zona de inibição do padrão (Tetraciclina 300µg\ml) contra *E coli* =15mm.
Zona de inibição do padrão (Tetraciclina 300µg\ml) contra *K. pneumoniae* = 18mm.
Zona de inibição do padrão (Tetraciclina 300µg\ml) contra *P.vulgaris* = 16mm.
Zona de inibição do padrão (Tetraciclina 300µg\ml) contra *B. subtilis* =17mm.
Zona de inibição do padrão (Tetraciclina 300µg\ml) contra *S. aureus* =15mm

Tabela-5: Zona de inibição e índice de atividade (I.A.) para o extrato aquoso de plantas de algumas ervas daninhas contra bactérias Gram-negativas e Gram-positivas em comparação com a tetraciclina padrão.

	E.coli		*K.pneumoniae*		*P.vulgaris*		*B.subtilis*		*S.aureus*	
	I.Z.e	A.I.	I.Z.e	A.I.	I.Z.e	A.I.	I.Z.e	A.I.	I.Z.e	A.I.
Zornea diphylla	15±.49	0.87	10±.40	0.27	11±.50	0.37	13±.28	0.52	12±.40	0.56
Phaseolus trilobus	+	+	+	+	--	--	--	--	9±.36	0.31
Andrographis paniculata	11±.63	0.47	9±.40	0.22	9±.49	0.25	10±.40	0.30	9±.40	0.31
Ocimum sanctum	12±.49	0.56	9±.45	0.22	10±.49	0.30	13±.40	0.52	13±.63	0.66
Euphorbia hirta	14±.45	0.76	10±.28	0.27	11±.63	0.37	15±.63	0.69	12±.27	0.56
Ipomea obscura	11±.59	0.47	10±.49	0.27	10±.00	0.30	9±.49	0.25	9±.36	0.31
Tridax procumbens	9±.49	0.31	10±.28	0.27	10±.40	0.30	10±.54	0.30	11±.49	0.47
Tephrosia hirta	+	+	11±.49	0.33	14±.50	0.60	12±.63	0.44	11±.63	0.47
Cardispermum halicacabum	9±.28	0.31	11±.54	0.33	--	--	--	--	10±.36	0.39
Croton bonplandianus	10±.63	0.39	12±.6	0.39	12±.40	0.44	11±.63	0.37	10±.49	0.39

*Média de cinco réplicas. I.Z.- Zona de inibição, A.I.-Índice de atividade, -: Sem zona, '+' Inibição mas insignificante.

Zona de inibição do padrão (Tetraciclina 400µg\ml) contra *E coli* =16mm.

Zona de inibição do padrão (Tetraciclina 400µg\ml) contra *K. pneumoniae* = 19mm.

Zona de inibição do padrão (Tetraciclina 400µg\ml) contra *P.vulgaris* = 18mm.

Zona de inibição do padrão (Tetraciclina 400µg\ml) contra *B. subtilis* =18mm.

Zona de inibição do padrão (Tetraciclina 400µg\ml) contra *S. aureus* =16mm.

Tabela-6: Zona de inibição e índice de atividade (I.A.) para extractos aquosos de plantas de algumas ervas daninhas contra bactérias Gram-negativas e Gram-positivas em comparação com a tetraciclina padrão.

	E.coli		*K.pneumoniae*		*P.vulgaris*		*B.subtilis*		*S.aureus*	
	I.Z.e	A.I.	I.Z.e	A.I.	I.Z.e	A.I.	I.Z.e	A.I.	I.Z.e	A.I.
Zornea diphylla	9±.28	0.47	10±.28	0.59	--	+	--	--	9±.36	0.81
Phaseolus trilobus	--	--	--	--	--	--	--	--	10±.63	1.00
Andrographis paniculata	--	--	9±.36	0.47	10±.63	0.64	+	+	9±.36	0.81
Ocimum sanctum	--	--	--	--	9±.36	0.56	--	--	--	--
Euphorbia hirta	11±.54	0.71	9±.36	0.47	9±.28	0.56	+	+	11±.54	1.21
Ipomea obscura	--	--	--	--	+	+	--	--	--	--
Tridax procumbens	10±.28	0.59	9±.36	0.47	9±.36	0.56	--	--	10±.54	1.00
Tephrosia hirta	--	--	11±.54	0.71	--	--	+	+	--	--
Cardispermum halicacabum	--	--	11±.49	0.71	--	--	--	--	--	--
Croton bonplandianus	9±.49	0.47	9±.28	0.47	9±.54	0.56	9±.28	0.47	11±.49	1.21

*Média de cinco réplicas. I.Z.- Zona de inibição, A.I.-Índice de atividade, -: Sem zona, '+' Inibição mas insignificante
Zona de inibição do padrão (Tetraciclina 100µg\ml) contra *E. coli* =13mm.
Zona de inibição do padrão (Tetraciclina 100µg\ml) contra *K. pneumoniae* =13mm.
Zona de inibição do padrão (Tetraciclina 100µg\ml) contra *P.vulgaris* =12mm.
Zona de inibição do padrão (Tetraciclina 100µg\ml) contra *B. subtilis* =13mm.
Zona de inibição do padrão (Tetraciclina 100µg\ml) contra *S. aureus* =10mm

Tabela-7: Zona de inibição e índice de atividade (I.A.) para o extrato aquoso de plantas de algumas ervas daninhas contra bactérias Gram-negativas e Gram-positivas em comparação com a tetraciclina padrão.

	E.coli		*K.pneumoniae*		*P.vulgaris*		*B.subtilis*		*S.aureus*	
	I.Z.e	A.I.	I.Z.e	A.I.	I.Z.e	A.I.	I.Z.e	A.I.	I.Z.e	A.I.
Zornea diphylla	9±.28	0.41	10±.28	0.44	+	+	--	--	9±.36	0.56
Phaseolus trilobus	--	--	--	--	--	--	--	--	10±.63	0.64
A. paniculata	--	--	9±.36	0.36	10±.63	0.51	+	+	9±.36	0.56
Ocimum sanctum	--	--	--	--	9±.36	0.41	--	--	--	--
Euphorbia hirta	11±.54	0.61	9±.36	0.36	9±.28	0.41	+	+	11±.54	0.84
Ipomea obscura	--	--	--	--	+	+	--	--	--	--
Tridax procumbens	10±.28	0.51	9±.36	0.36	9±.36	0.41	--	--	10±.54	0.64
Tephrosia hirta	--	--	11±.54	0.53	--	--	+	+	--	--
Cardispermum halicacabum	--	--	11±.49	0.53	--	--	--	--	--	--
Croton bonplandianus	9±.49	0.41	9±.28	0.36	9±.54	0.41	9±.28	0.36	11±.49	0.84

*Média de cinco réplicas. I.Z.- Zona de inibição, A.I.-Índice de atividade, -: Sem zona, '+' Inibição mas insignificante
Zona de inibição do padrão (Tetraciclina 200µg\ml) contra *E. coli* =14mm.
Zona de inibição do padrão (Tetraciclina 200µg\ml) contra *K. pneumoniae* = 15mm.
Zona de inibição do padrão (Tetraciclina 200µg\ml) contra *P.vulgaris* = 14mm.
Zona de inibição do padrão (Tetraciclina 200µg\ml) contra *B. subtilis* =15mm.
Zona de inibição do padrão (Tetraciclina 200µg\ml) contra *S. aureus* =12mm

Tabela-8: Índice de atividade da zona de inibição (A.I) para o extrato aquoso de plantas de algumas ervas daninhas contra bactérias Gram-negativas e Gram-positivas em comparação com a tetraciclina padrão.

	E.coli		**K.pneumoniae**		*P.vulgaris*		*B.subtilis*		*S.aureus*	
	I.Z.e	A.I.	I.Z.e	A.I.	I.Z.e	A.I.	I.Z.e	A.I.	I.Z.e	A.I.
Zornea diphylla	9±.28	0.36	10±.28	0.30	+	+	--	--	9±.36	0.36
Phaseolus trilobus	--	--	--	--	--	--	--	--	10±.63	0.44
A. paniculata	--	--	9±.36	0.25	10±.63	0.30	+	+	9±.36	0.36
Ocimum sanctum	--	--	--	--	9±.36	.25	--	--	--	--
Euphorbia hirta	11±.54	0.53	9±.36	0.25	9±.28	0.25	+	+	11±.54	0.53
Ipomea obscura	--	--	--	--	+	+	--	--	--	--
Tridax procumbens	10±.28	0.44	9±.36	0.25	9±.36	0.25	--	--	10±.54	0.44
Tephrosia hirta	--	--	11±.54	0.37	--	--	+	+	--	--
Cardispermum halicacabum	--	--	11±.49	0.37	--	--	--	--	--	--
Croton bonplandianus	9±.49	0.36	9±.28	0.25	9±.54	0.25	9±.28	0.28	11±.49	0.53

*Média de cinco réplicas. I.Z.- Zona de inibição, A.I.-Índice de atividade, -: Sem zona, '+' Inibição mas insignificante
Zona de inibição do padrão (Tetraciclina 300µg\ml) contra *E. coli* =15mm.
Zona de inibição do padrão (Tetraciclina 300µg\ml) contra *K. pneumoniae* = 18mm.
Zona de inibição do padrão (Tetraciclina 300µg\ml) contra *P. vulgaris* = 16mm.
Zona de inibição do padrão (Tetraciclina 300µg\ml) contra *B. subtilis* =17mm.
Zona de inibição do padrão (Tetraciclina 300µg\ml) contra *S.aureus* =15mm

Tabela-9: Zona de inibição e índice de atividade (I.A.) para o extrato aquoso de plantas de algumas ervas daninhas contra bactérias Gram-negativas e Gram-positivas em comparação com a tetraciclina padrão.

	E.coli		*K.pneumoniae*		*P.vulgaris*		*B.subtilis*		*S.aureus*	
	I.Z.e	A.I.	I.Z.e	A.I.	I.Z.e	A.I.	I.Z.e	A.I	I.Z.e	A.I.
Zornea diphylla	9±.28	0.31	10±.28	0.27	+	+	--	--	9±.36	0.31
Phaseolus trilobus	--	--	--	--	--	--	--	--	10±.63	0.39
A. paniculata	--	--	9±.36	0.22	10±.63	0.30	+	+	9±.36	0.31
Ocimum sanctum	--	--	--	--	9±.36	0.25	--	--	--	--
Euphorbia hirta	11±.54	0.47	9±.36	0.22	9±.28	0.25	+	+	11±.54	0.47
Ipomea obscura	--	--	--	--	+	+	--	--	--	--
Tridax procumbens	10±.28	0.39	9±.36	0.22	9±.36	0.25	--	--	10±.54	0.39
Tephrosia hirta	--	--	11±.54	0.33	--	--	+	+	--	--
Cardispermum halicacabum	--	--	11±.49	0.33	--	--	--	--	--	--
Croton bonplandianus	9±.49	0.31	9±.28	0.22	9±.54	0.25	9±.28	0.25	11±.49	0.47

*Média de cinco réplicas. I.Z.- Zona de inibição, A.I.-Índice de atividade, -: Sem zona, '+' Inibição mas insignificante

Zona de inibição do padrão (Tetraciclina 400µg\ml) contra *E. coli* =16mm.

Zona de inibição do padrão (Tetraciclina 400µg\ml) contra *K. pneumoniae* = 19mm.

Zona de inibição do padrão (Tetraciclina 400µg\ml) contra *P. vulgaris* = 18mm.

Zona de inibição do padrão (Tetraciclina 400µg\ml) contra *B. subtilis* = 18mm.

Zona de inibição do padrão (Tetraciclina 400µg\ml) contra *S. aureus*= 16mm

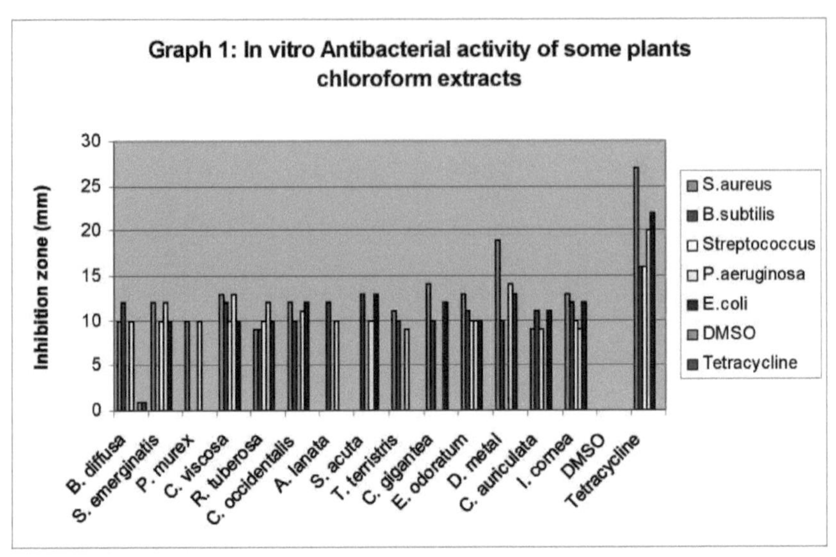
Graph 1: In vitro Antibacterial activity of some plants chloroform extracts
Inhibition zone (mm)
30
25
20
15
10
5
0
S.aureus
B.subtilis
Streptococcus
P.aeruginosa
E.coli
DMSO
Tetracycline
B. diffusa
S. emerginatis
P. murex
C. viscosa
R. tuberosa
C. occidentalis
A. lanata
S. acuta
T. terristris
C. gigantea
E. odoratum
D. metal
C. auriculata
I. cornea
DMSO
Tetracycline

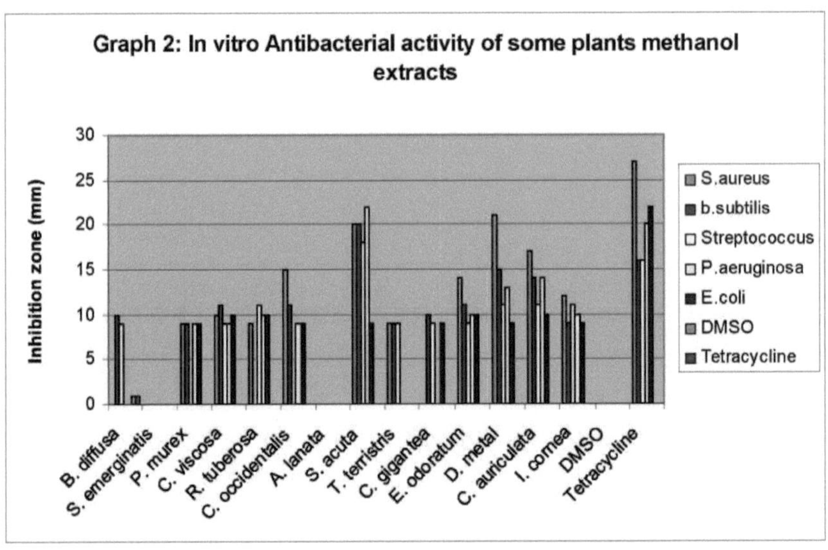
Graph 2: In vitro Antibacterial activity of some plants methanol extracts
Inhibition zone (mm)
30
25
20
15
10
5
0
S.aureus
b.subtilis
Streptococcus
P.aeruginosa
E.coli
DMSO
Tetracycline
B. diffusa
S. emerginatis
P. murex
C. viscosa
R. tuberosa
C. occidentalis
A. lanata
S. acuta
T. terristris
C. gigantea
E. odoratum
D. metal
C. auriculata
I. cornea
DMSO
Tetracycline

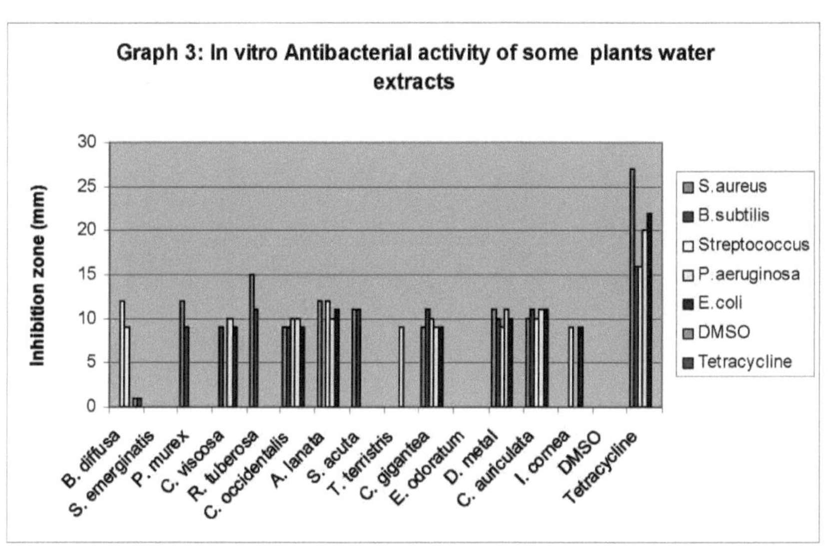
Graph 3: In vitro Antibacterial activity of some plants water extracts
Inhibition zone (mm)
30
25
20
15
10
5
0
B. diffusa
S. emerginatis
P. murex
C. viscosa
R. tuberosa
C. occidentalis
A. lanata
S. acuta
T. terristris
C. gigantea
E. odoratum
D. metal
C. auriculata
I. cornea
DMSO
Tetracycline
S.aureus
B.subtilis
Streptococcus
P.aeruginosa
E.coli
DMSO
Tetracycline

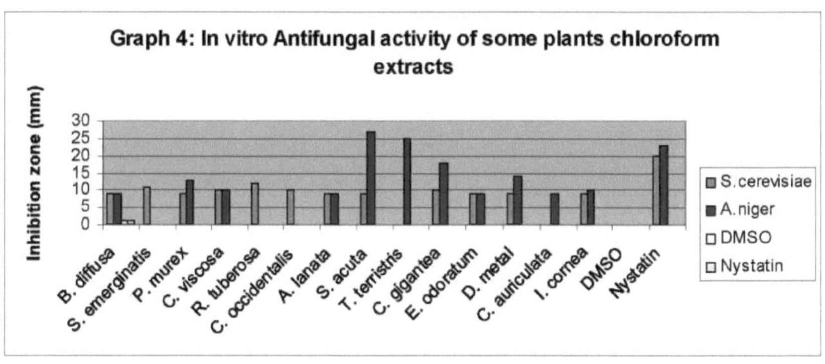
Graph 4: In vitro Antifungal activity of some plants chloroform extracts
Inhibition zone (mm)
30
25
20
15
10
5
0
B. diffusa
S. emerginatis
P. murex
C. viscosa
R. tuberosa
C. occidentalis
A. lanata
S. acuta
T. terristris
C. gigantea
E. odoratum
D. metal
C. auriculata
I. cornea
DMSO
Nystatin
S.cerevisiae
A.niger
DMSO
Nystatin

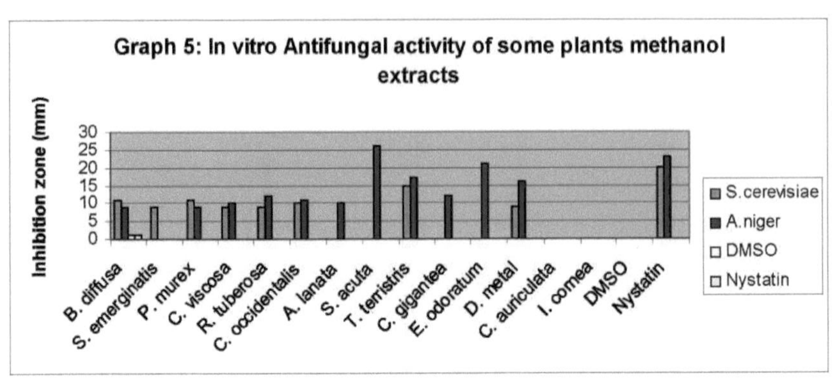
Graph 5: In vitro Antifungal activity of some plants methanol extracts
Inhibition zone (mm)
30
25
20
15
10
5
0
B. diffusa
S. emerginatis
P. murex
C. viscosa
R. tuberosa
C. occidentalis
A. lanata
S. acuta
T. terristris
C. gigantea
E. odoratum
D. metal
C. auriculata
I. cornea
DMSO
Nystatin
S.cerevisiae
A.niger
DMSO
Nystatin

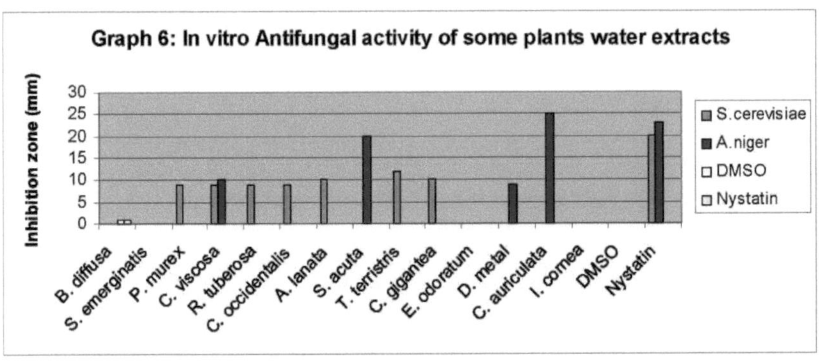
Graph 6: In vitro Antifungal activity of some plants water extracts
Inhibition zone (mm)
30
25
20
15
10
5
0
B. diffusa
S. emerginatis
P. murex
C. viscosa
R. tuberosa
C. occidentalis
A. lanata
S. acuta
T. terristris
C. gigantea
E. odoratum
D. metal
C. auriculata
I. cornea
DMSO
Nystatin
S.cerevisiae
A.niger
DMSO
Nystatin

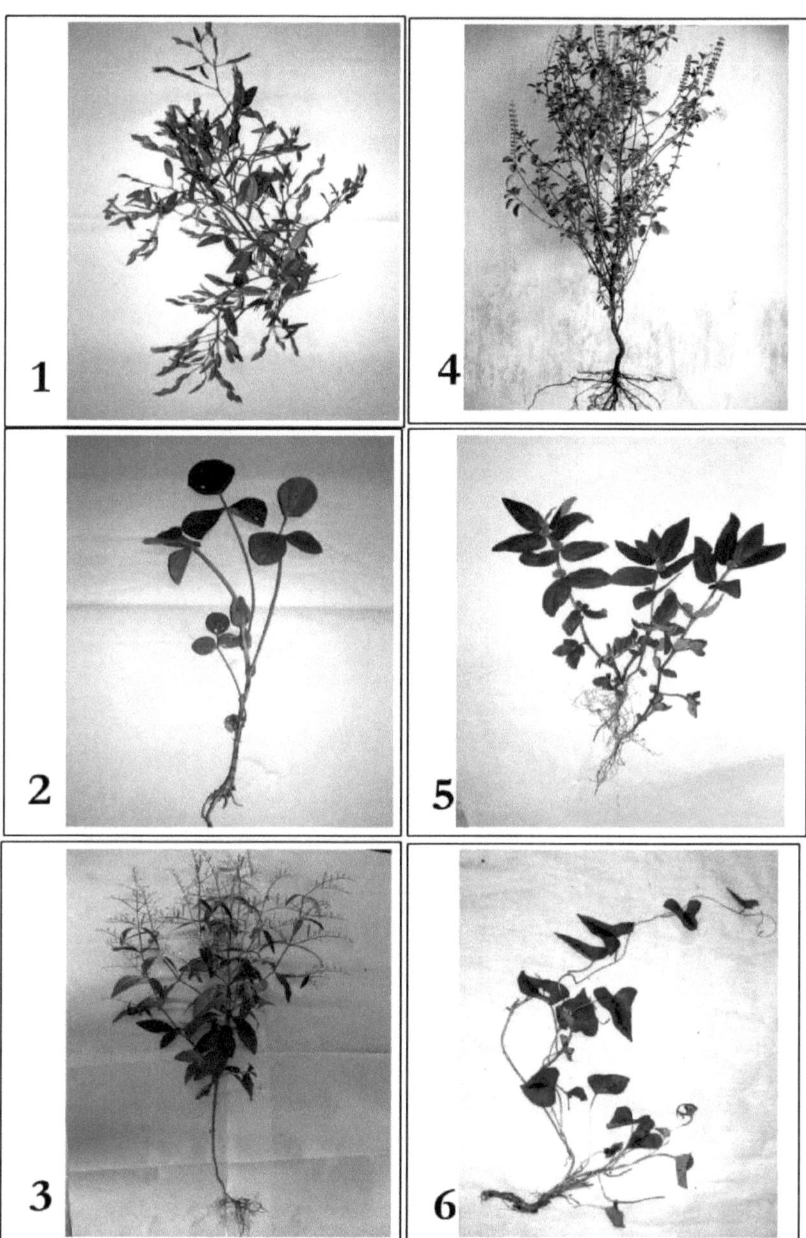
1
4
2
5
3
6

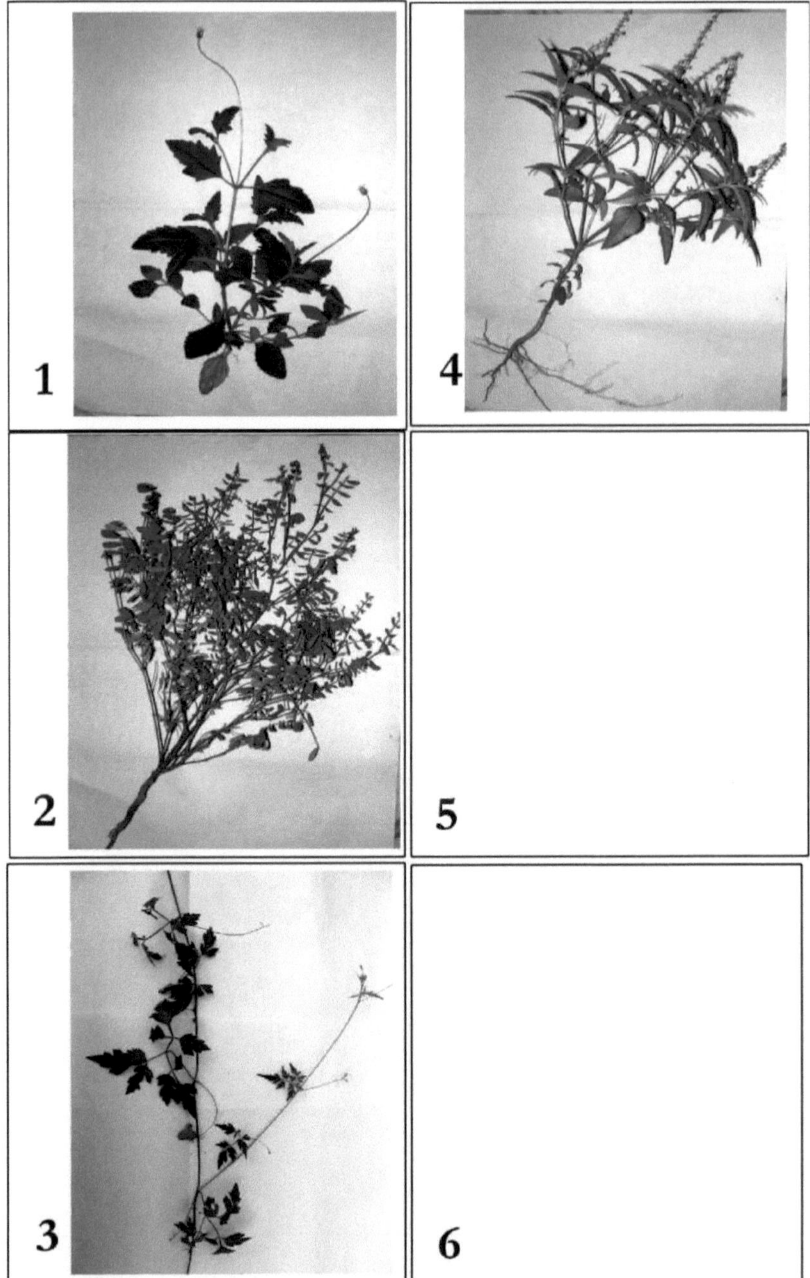
1
4
2
5
3
6

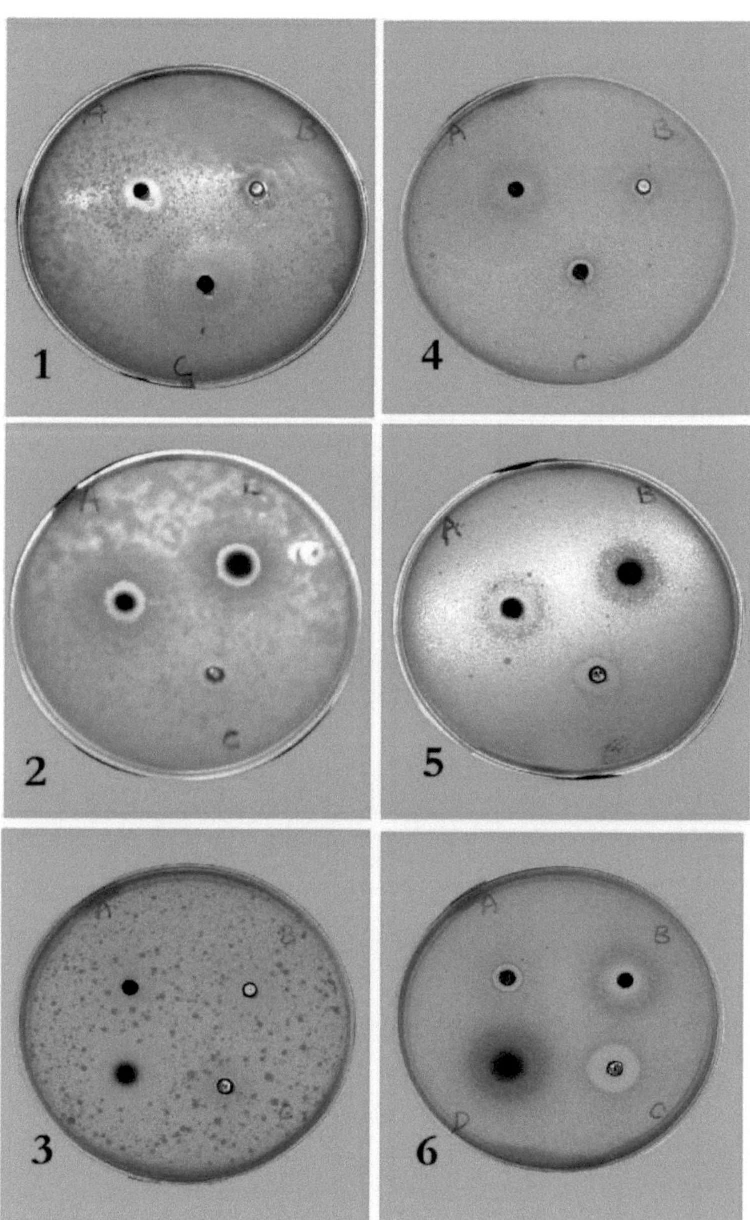
1
4
2
5
3
6

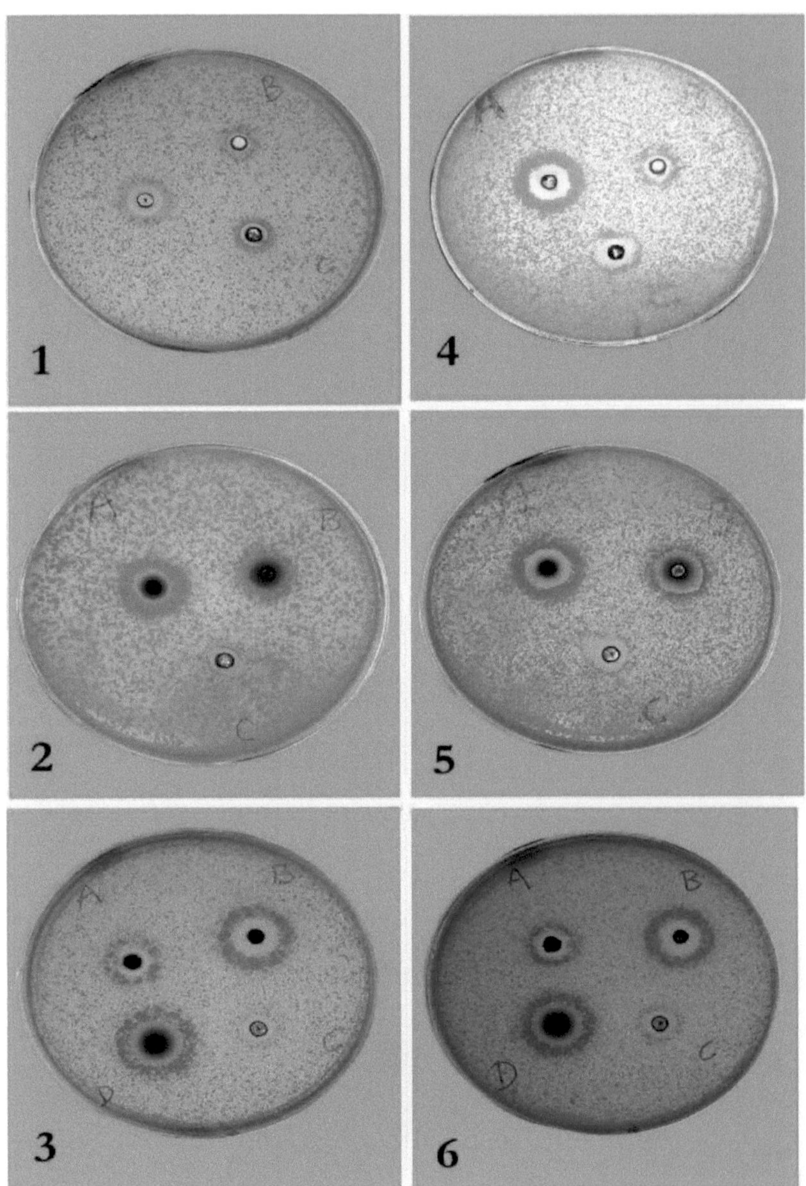
1
4
2
5
3
6

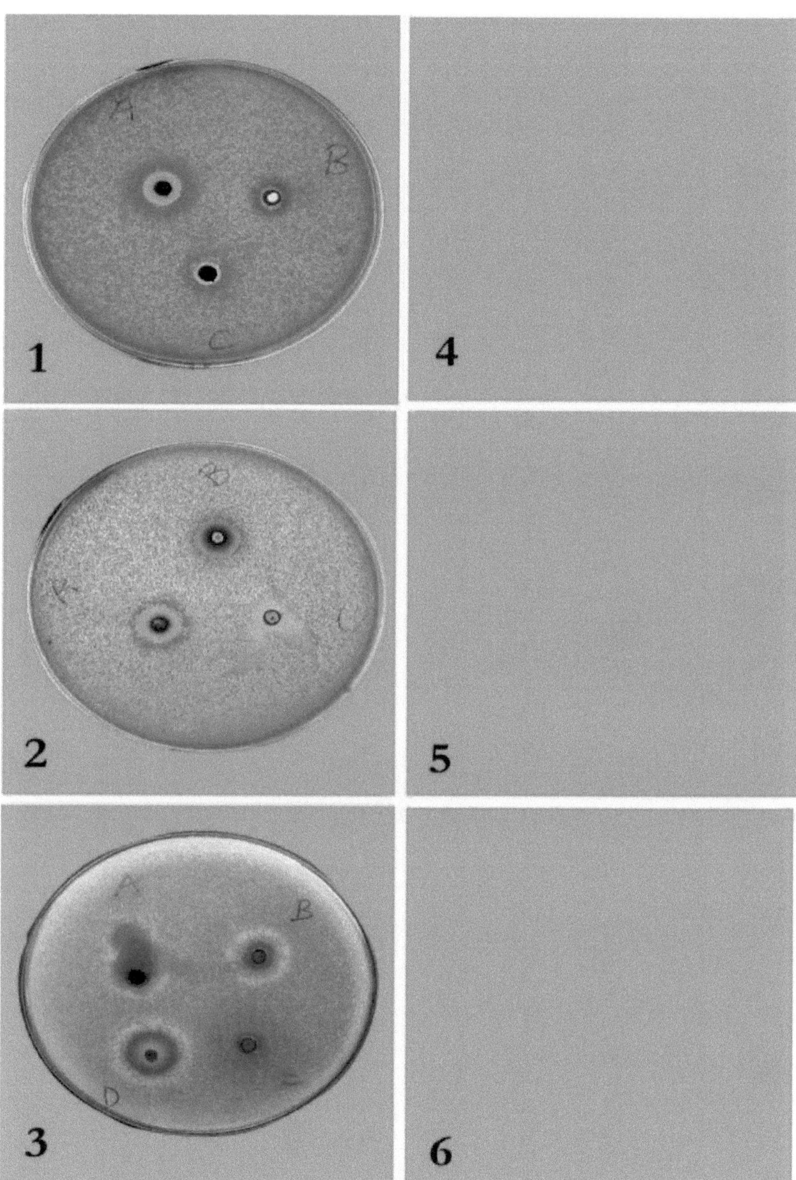
1
4
2
5
3
6

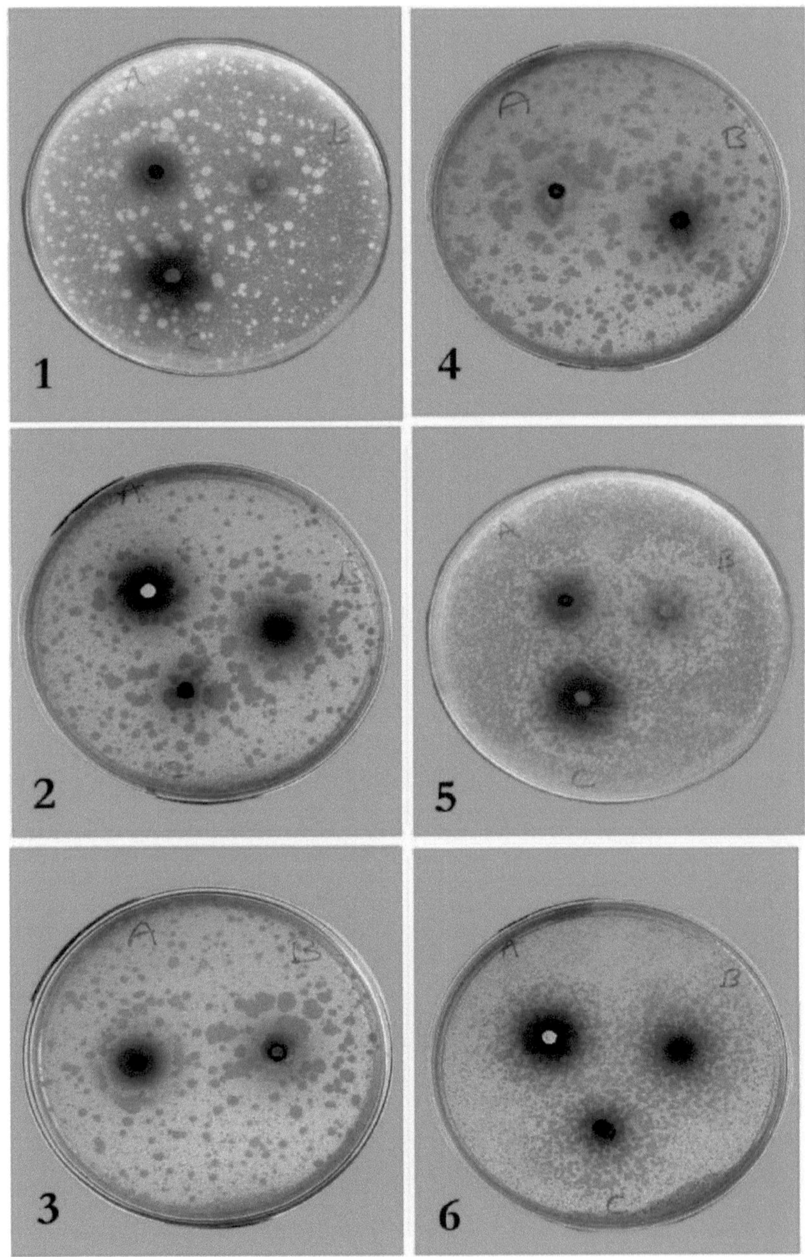
1
4
2
5
3
6

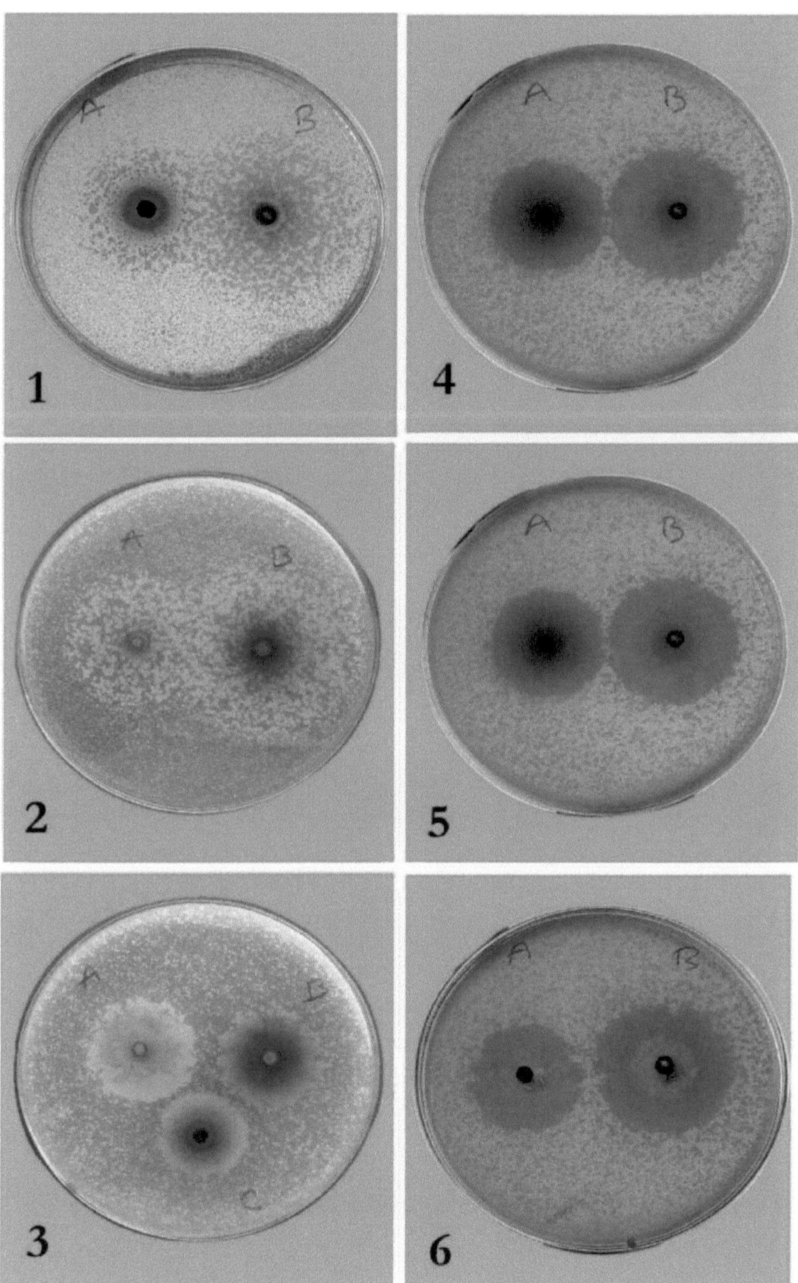
A
B
1
A
B
4
A
B
2
A
B
5
A
B
C
3
A
B
6

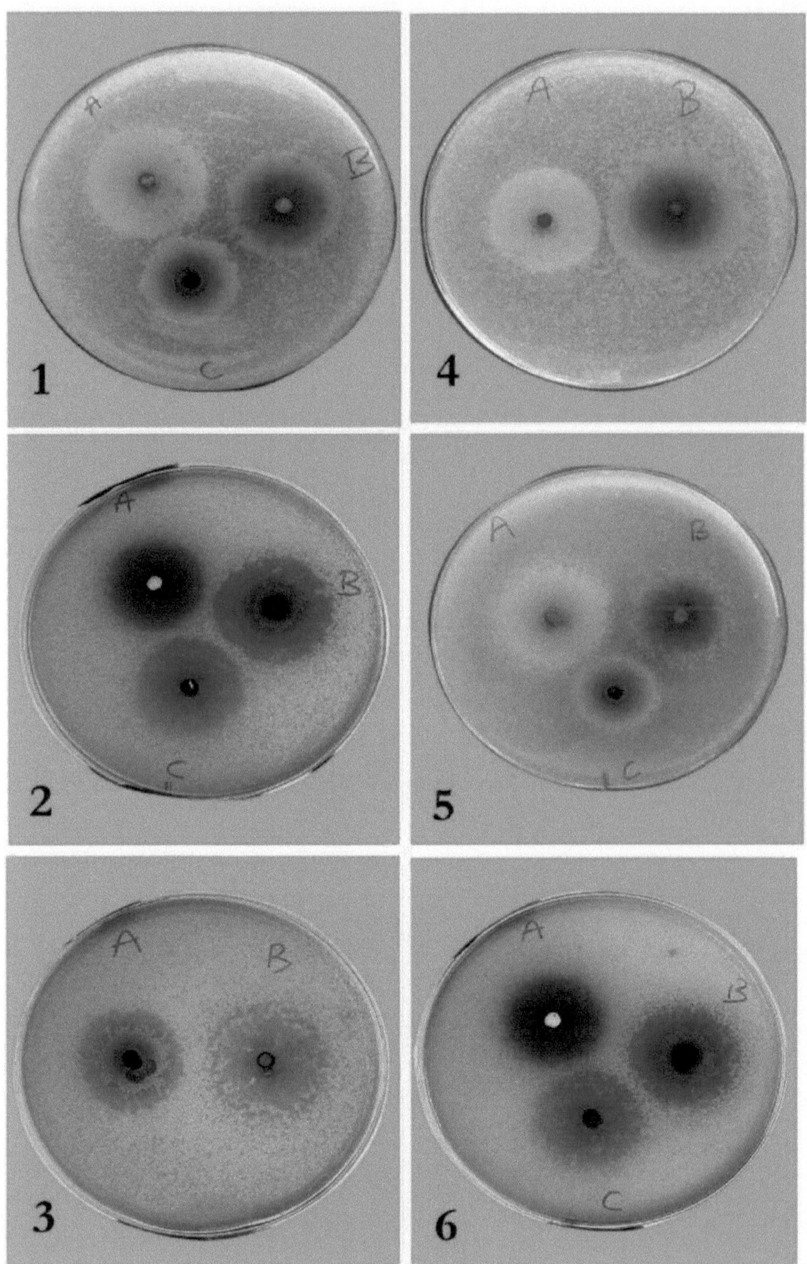
A
B
C
1
A
B
4
A
B
C
2
A
B
C
5
A
B
3
A
B
C
6

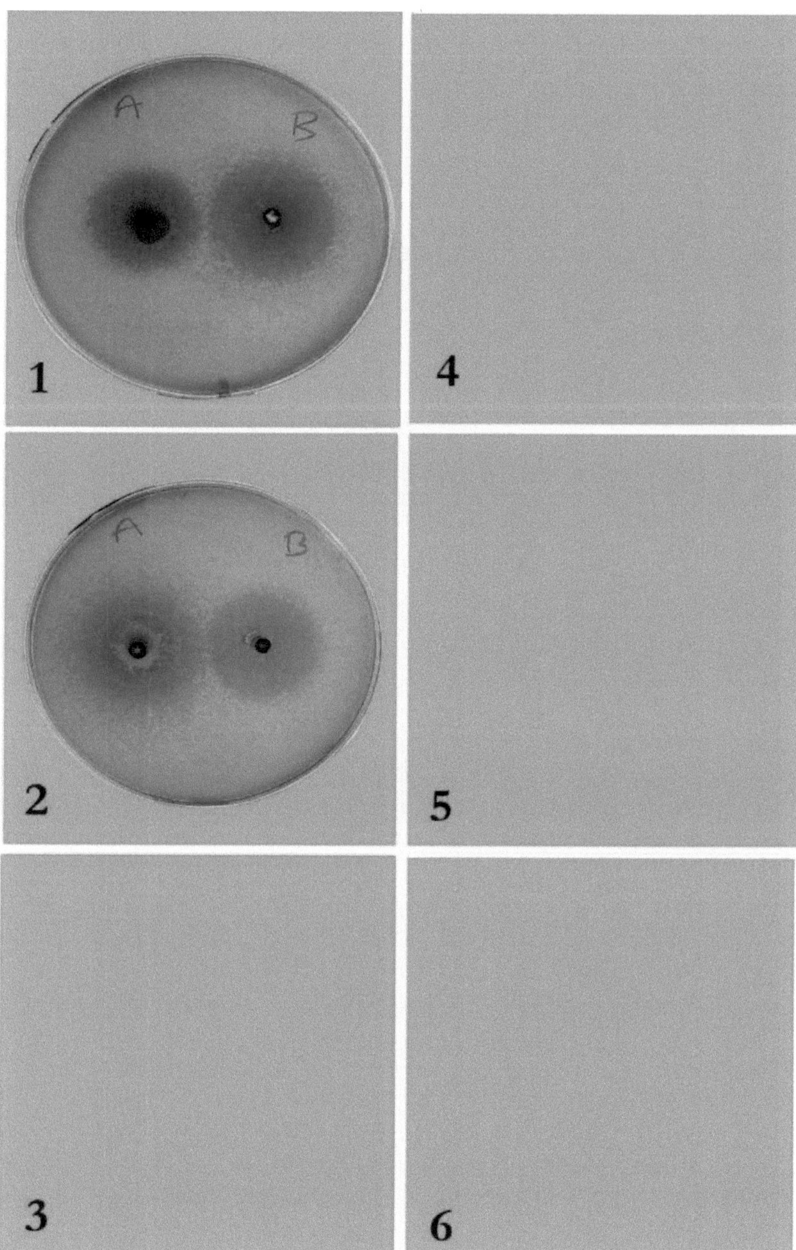
1
2
3
4
5
6
A
B
A
B

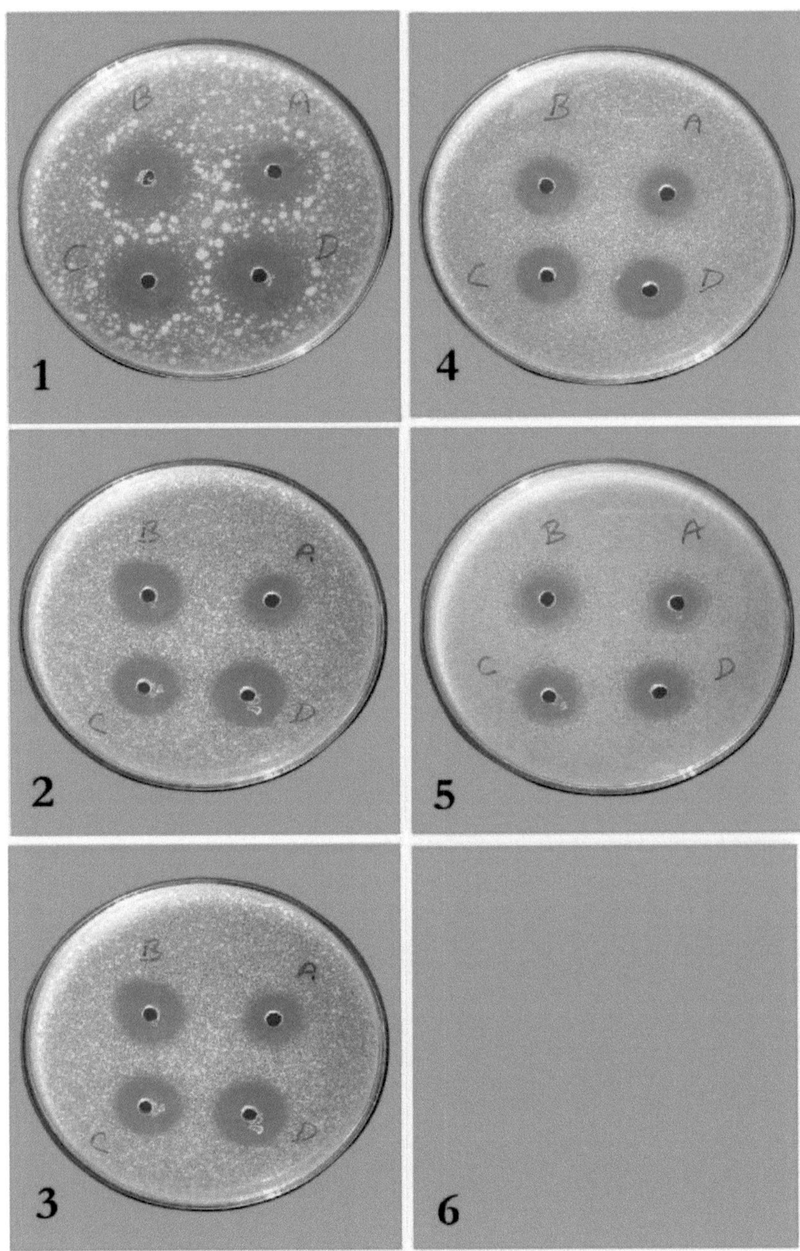
B
A
C
D
1
B
A
C
D
4
B
A
C
D
2
B
A
C
D
5
B
A
C
D
3
6

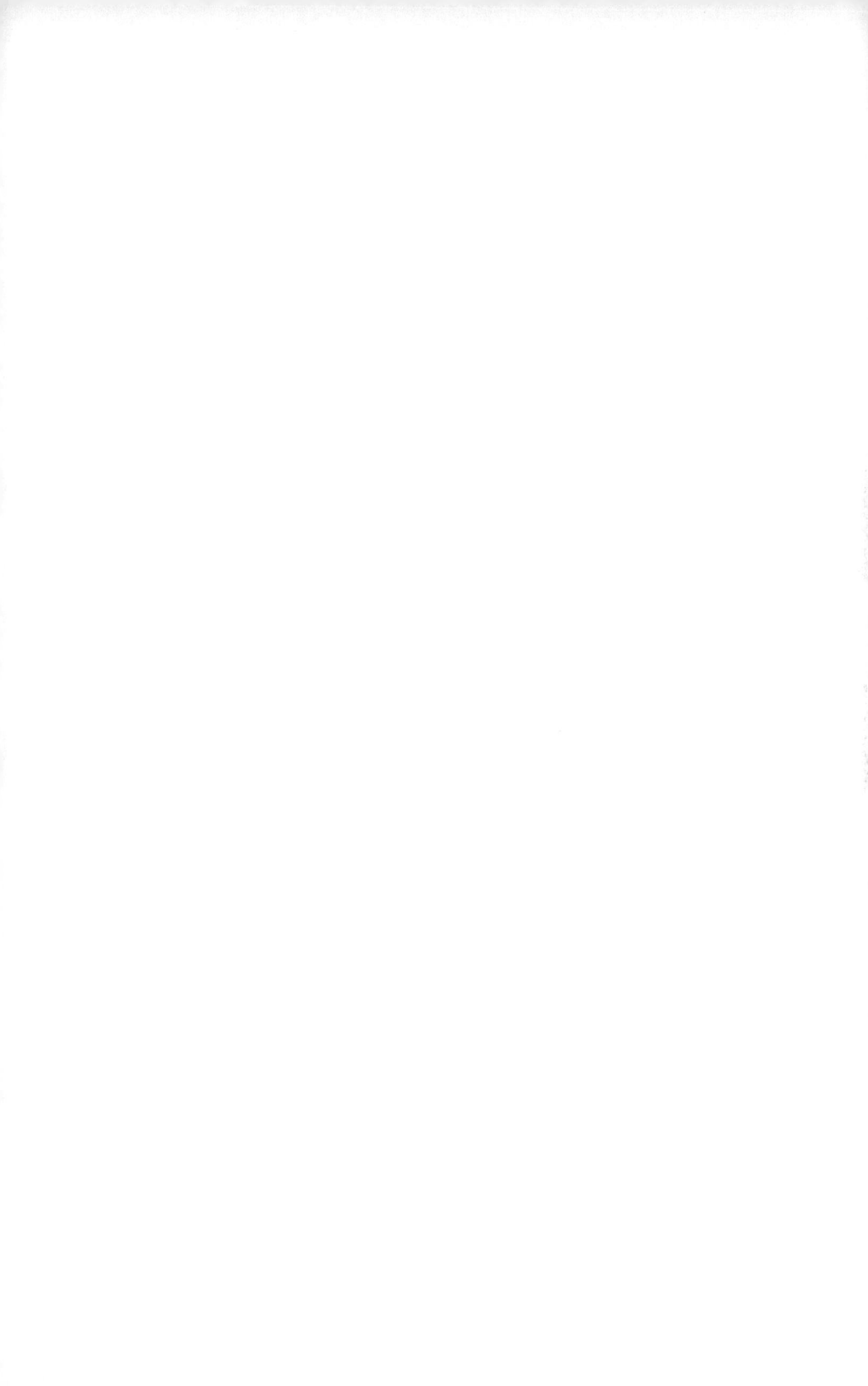

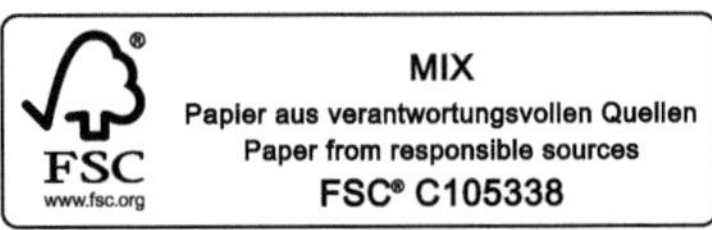

Printed by Books on Demand GmbH, Norderstedt / Germany